JN132865

もっと！
エンジョイできる

コツ骨《コツ》貯金で人生100年時代

骨は「若さの門番」！

医学博士
小林直哉

現代書林

はじめに

皆さんの骨は健康ですか。

何歳になっても、歩ける骨力、筋力を持っていますか。

「人生100年時代」と言われるようになりました。その人生の屋台骨を支えてくれるものは、何でしょうか。私は、文字どおり、「骨」だと思います。

骨が健康でなければ、歩くことも走ることもできません。特に、「バックボーン」である背骨が弱ければ、立っていることもむずかしくなってしまうでしょう。それでは、とても健康に生き切ることはできません。

人生100年時代になると、これまでの人生設計も変わってきます。

イギリスの著名な経営学者であるリンダ・グラットンは、『LIFE SHIFT（ライフ・シフト）』という彼女の著書の中で、人生100年時代が到来したら、それに合わせて生き方や働き方も変えていかなければならないと説いています。

平均寿命が84歳の時代では、22歳までが教育期、65歳までが仕事期、84歳までが老後という3ステージに分けられます。ところが、寿命が100歳まで延びると、この3ステージ制の人生から、マルチステージ制の人生に移行すると著者は述べています。マルチステージ制になると、現役で働ける期間は15年も伸びて、80歳まで、より自由で多様なマルチステージの生き方に挑戦できるようになります。

マルチステージの人生を生きるには、お金以外に四つの資産が必要です。

①生産性資産（能力）

②活力資産（健康）

③変身資産（人脈）

④パートナー（結婚相手）

それぞれの資産について、ここでは詳しく述べませんが、本書と関わりが深いのは活力資産、すなわち健康です。まずは80歳まで、元気で働けるように健康を維持しなければなりません。その健康を実現するために、もっとも重視されるべき一つが骨の健康ではないかと私は考えています。骨が弱れば、自力での移動が困難になり、車椅子や寝たきり生活に直結します。

幸いなことに、近年よい骨の薬が開発されて、薬で骨密度を10％も上げられるようになりました。それに加えて、食事や運動（骨トレ）で骨を鍛えれば、骨密度をさらに上乗せして上げられます。骨密度が10％上がれば、骨粗鬆症の発症を10年程度は遅らせることができると言われています。

日本では、60～65歳まで仕事をしている人が多いでしょう。65歳を過ぎて15年骨の健康を維持できれば、なんとか80歳まで元気にマルチステージを全うできそうです。それは、20年の若返りにもつながります。

骨密度が上がって骨が若返れば、体も若返ります。実際に、60歳を過ぎても骨密度が高い人は、若々しく見えることがわかっています。姿勢一つで、つまりバックボーンしだいで、10歳も20歳も見た目が若々しくなるのです。

ちなみにこのバックボーンという言葉には、思想や信念を貫く「精神的支柱」という意味もあるそうです。背骨は身体だけでなく、心や生き方をど真ん中で支える象徴になっているのです。

それに加えて、近年、骨の出すホルモンが全身の臓器を活性化し、若返らせていることがわかってきました。これは、女性だけでなく男性にとっても、人生観を変えるほどの朗報です。さらに、骨は、免疫機能や認知機能にも影響を与えている臓器とも言われています。まさに骨は、人体の要《かなめ》の臓器だったのです。

これからマルチステージの時代を迎えて、骨の健康はより大事になってきます。私たちは何歳になっても、自分の意思で移動できる自由を奪われたくありません。そのための準備をさっそく始めていきましょう。

元来私は、早起きとマラソンのような長距離走が大変苦手でした。あるとき、当院の院長である花川志郎先生から、西大寺という土地に来たら、そこの文化や習慣にとけ込むことが大事である、とアドバイスをいただきました。西大寺のいちばんのイベントというと、日本三大奇祭である「はだか祭り」が有名ですが、最近、「西大寺マラソン」が普及しています。

院長は当院に赴任以来、このマラソンに毎年参加されており、私も参加することにしたのです。それ以来、院長と私はタイムを競い合い、4月の西大寺マラソン、そして11月の岡山マラソンと二人で参加しています。私のタイムは一昨年は1時間5分でしたが、昨年は51分と、何と14分も短縮しました。一つ年を取ったのに、逆にタイムは短縮できたというわけです。日々の食生活と運動のたまものであると思いました。生活習慣の改善によって脚力を若返らせることは可能なのです。

ただし、昨年の岡山マラソンでは、初めて花川先生に負けてしまいました。先生は、私以上に努力されたそうです。ちなみに、早起きはまだ改善できておりません。現在、挑戦中です。

以上のような、日々取り組んでいるちょっとした私の体験も、この本の中で紹介していきたいと思っております。

本書では骨をテーマに、人生100年時代をいかに生き抜いていくか、少しでも皆さんのヒントになればと思って書き進めました。それから、私は岡山大学病院時代にiPS細胞を使って骨再生に取り組んでいましたので、こうした骨に関する近未来の再生医療についてもご紹介していきます。

最後までお付き合いいただければ幸いです。

小林　直哉

目次

序章 「人生100年時代」を自分の足で歩むために

起章

骨は健康長寿のペースメーカーだった！

承 章

骨粗鬆症を予防するために

転章 骨にまつわる病気について

結章 Let's Try! 骨年齢を10歳若返らせる食事と「骨トレ」

夢章

骨の近未来医療を考える

序章

「人生100年時代」を自分の足で歩むために

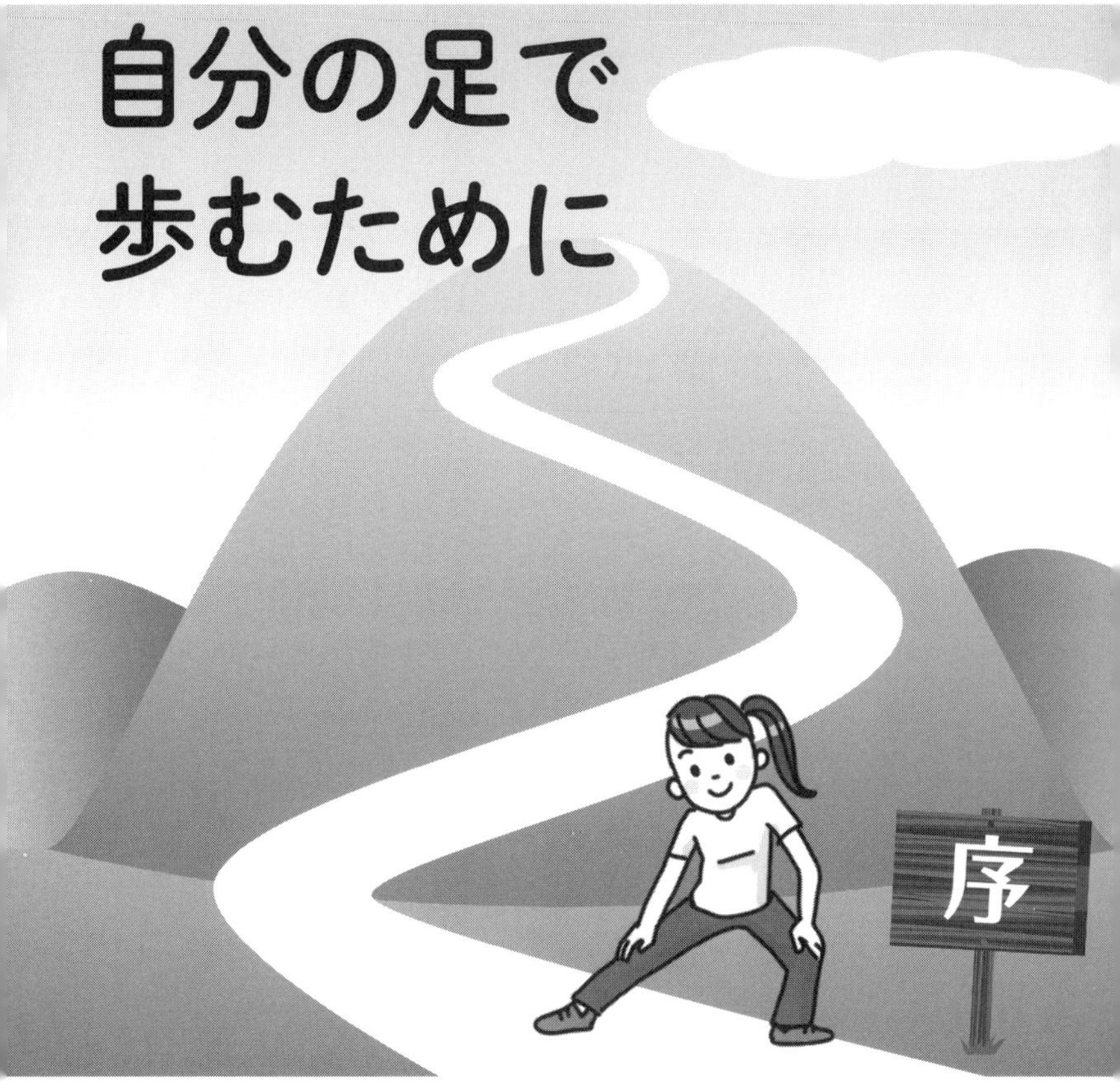

◉突然の母の圧迫骨折

私が本書を書こうと思ったのは、母の背骨の骨折がきっかけでした。女性は高齢になると、圧迫骨折を起こしやすくなります。しかも、なんの前触れもなく、突然骨折します。私の母も、そうでした。圧迫骨折を起こすと激しい痛みがあり、予後が悪ければ歩けなくなってしまうこともあります。

幸い母は、圧迫骨折を乗り越えて以前の健康な生活を取り戻しましたが、私も母も、この体験から得たことは少なくありません。それを、本書を通して皆さんにお伝えしたいと思ったのです。

母が骨折したのは、83歳のときのことでした。その日母は買い物をして、荷物が多かったので帰りにタクシーに乗りました。家についてタクシーから降りようと、荷物を持つためにに腰をひねった瞬間、腰に激痛が走ったそうです。痛みは、夜になっても引きませんでした。

転んだわけでもなく、腰を打ったわけでもなかったので、私はしばらく様子を見ていました。しかし腰の痛みはいつまでたっても引かず、寝ていても痛みで目がさめてしまうそうです。

これはただの痛みではないと思い、当院の整形外科でＭＲＩを撮ったのは、３週間後のことでした。すると、胃の後ろあたりの胸椎が圧迫骨折していたのです。尻もちをついたり、転んだりすると、腰椎を圧迫骨折することがあります。しかしまさか、腰をひねっただけで骨折するとは思いませんでした。

母はその２年前に、叔母の葬儀の帰りに、車から降りようとして尻もちをついたことがあります。そのときは圧迫骨折を心配して、すぐにＭＲＩを撮りましたが何ともなく、痛みは２週間ほどで消えました。そのときの尻もちの衝撃が、脊椎になんらかの影響を及ぼして、今回の圧迫骨折につながったのかもしれません。

◉食事内容が骨をもろくする!?

この経験で、私は高齢女性の骨がいかにもろいか、実感として知りました。もちろん、高齢女性の全員が、骨がもろくなって骨折しやすいわけではありません。しかし、女性は女性ホルモンが分泌されなくなった時点で、どんな人でも骨粗鬆症のリスクを抱えてしまうのです。

骨がもろくなると、骨折しやすくなります。圧迫骨折は脊椎（腰椎が多い）の骨折ですが、手首、足の付け根（大腿骨近位部）、上腕骨の付け根など、あちこちの骨が骨折しやすくなります。

うかつなことに、母はそれまで骨密度を一度も測ったことがありませんでした。これは母の主治医を自任する私の落ち度だったと、いまも反省しきりです。女性は閉経を過ぎたら、定期的な骨密度検査が必要です。リスクの高くなる70歳を過ぎたら、少なくとも半年に一度は、血液検査と骨密度検査を受けるべきでしょう。

もう一つ感じたのは、食事の影響です。母は20年ほど前に心房細動が見つかり、それ以来、抗血液凝固剤（ワルファリン）をずっと飲んでいます。この薬には食事制限があり、ワルファリンの血栓予防効果を損ねないように、ビタミンKを含む食品をなるべく控えるように指導されます。

ビタミンKは血液凝固に関わる物質で、ワルファリンの働きを阻害しますが、一方で骨にカルシウムを沈着させて、骨を丈夫にする作用もあります。納豆、クロレラ、青汁、ほうれん草、ブロッコリーなどに含まれていますが、特に多いのが納豆です。納豆自体に含まれているだけでなく、腸内で納豆菌がビタミンKをたくさんつくってくれます。納豆に含まれているビタミンＫ２は、骨粗鬆症の薬として使われているほどです。

母はこの20年間、納豆をほとんど食べなかったそうです。クロレラや青汁も飲みませんし、ほうれん草やブロッコリーも控えていたと言います。それが骨をもろくして、圧迫骨折を起こす一因になったのかもしれません。

◎痛風も骨の病気

母は1か月半入院し、無事に在宅復帰できました。その後もリハビリを続け、骨密度を定期的に測り、骨を丈夫にする薬を服用しています。痛みは取れましたが、無理な体の動きを制限するために、いまも硬いコルセットを装着しています。

退院後は、私の目が十分届くように病院の近くに引っ越し、ヘルパーさんの力を借りながら、ほぼ自立した生活ができています。そして週のうちの6日は、一人息子の私のために夕食をつくってくれます。私が元気で長生きするようにと、毎日献立に気を配ってくれていますが、私が肉が好きなので、どうしても肉中心の食事になりがちです。

そんな生活が続いた昨年の6月11日、突然、夜中に足の親指の付け根に激痛が走りました。痛風発作が起きる、あの場所です。

私は、ずっと尿酸値は正常で、いつも5㎎／dℓ前後（基準値は7㎎／dℓ未満）です。しかも、運動を適度にしていますし、アルコールはほとんど飲みません。ですから、まさか高尿酸血症になるわけがないし、痛風発作を起こすわけがありません。

ところが、病院で尿酸値を測ったら、6・4㎎／dℓもありました。これは正常範囲内ではありますが、痛風の発作が起きることがあるのです。その夜は、普段どおり軽くランニングを30分したため、足関節に蓄積していた余分な尿酸が遊離したのだと思います。たぶん少しずつ上がっていたのでしょうが、基準値内だったので気づきませんでした。

母も腕が痛いというので、念のために尿酸値を測ったところ、私以上に高く、6・7㎎／dℓもありました。しかも、過去の尿酸値を調べると、私と同じような経過で数値が上昇していたのです。

これは食事の影響だと、すぐ思いました。母も私も、夕食は同じ食事をしています。肉や魚中心の食事をお腹いっぱい食べ、食後にフルーツを欠かさず食べていました。あとから振り返ると、決して痛風によい食事とは言えません。特に果物に含まれる果糖のとりすぎは、尿酸値を上げます。

私は自分の尿酸値の数値に関心を持つようになり、母とともに定期的に血液検査をするようになりました。そして、尿酸値も4から5㎎で推移しています。現在、私も母も尿酸値を下げる薬を服用していますが、母は、腕の痛いのは治ったと言っています。私も、あれ以来痛風発作は起きていません。

◉骨への思い入れ

以上が、この2年間に私と母の上に起きた、骨にまつわる出来事です。母は圧迫骨折を経験し、痛くて不自由な思いをしました。私は痛風で、やはり激痛に耐える生活を送りました。その中で幸運だったのは、二人とも早期に治療をして、比較的早く元の生活に戻れたことです。

しかし、安心はできません。圧迫骨折はくり返すと言われていますから、いくら薬を飲んでいても、忘れた頃、また起こすかもしれません。骨は、加齢とともに不可逆的にもろくなっていきます。もろくなった骨は、ちょっとしたことですぐに骨折してしまいます。一度もろくなってしまった骨を元に戻すのは、そう簡単なことではないのです。

圧迫骨折の痛みに苦しめられていた頃の母は、「こんな腰の痛みとずっと付き合い続けるなら、何かの病気でコロッと逝ったほうがましだ」と、口癖のように言っていました。腰の痛さもさることながら、いつ治るかわからないという先の見えない不安が、母にはかなりこたえたようでした。

私のほうはと言えば、高尿酸血症という病気を背負ってしまいました。この病気はいま、糖尿病や高血圧と同様に、生活習慣病の範疇として捉えられています。その一方で、高尿酸血症は骨が破壊される病気でもあります。痛風発作はどこの関節でも起きる可能性があり、発作をくり返すうちに、関節が破壊されたり変形したりしてきます。

ともあれ、こうした経験から、それまであまり深く考えることのなかった骨の健康について、考えるようになりました。骨は体を支える土台です。いまあるこの骨を、どうやって守っていったらいいのだろうか。もろくなってしまった骨を、鍛えることができるのだろうか。できるとしたら、どのように鍛えていったらいいのだろうか。そんな思いにとらわれるようになったのです。

いまは骨粗鬆症の治療も進歩しており、薬を一定期間服用すれば骨密度が10％ほど上がると言われています。これは画期的なことです。

しかし、骨密度が高くなれば、骨折しなくなるわけではありません。骨は、骨質という、骨量や骨密度とは別の指標でも見なければなりません。骨質を上げる方法はまだわかっていませんが、おそらく、毎日の絶え間ない運動や食事で上げていくしかないでしょう。それが、骨を鍛えるということだと思っています。

骨粗鬆症は予防できます。また、骨粗鬆症になっても、薬で治療し、骨を鍛える生活をすれば、改善していく可能性があります。これは、すべての人にとって朗報です。

◎その先にあるサルコペニアやフレイルを防ぐために

骨の弱りは、骨だけの問題にとどまりません。骨が弱っていると、同じように筋肉も衰えていることが、科学的に証明されています。

考えてみれば当たり前の話で、人の体はどこも、加齢とともに同じように衰えていきます。骨は年相応に弱っているのに、筋力は若いときのまま、などということはありえないでしょう。

骨と筋力の低下は、全身に起きています。しかし、下肢には全身の7割の筋肉が集中しているため、筋肉の衰えが、そのまま下肢の衰えになります。この筋力が落ちた状態を、「サルコペニア」と言います。

サルコペニアになると、歩くスピードが遅くなったり、歩くのに杖や歩行カートが必要になってきます。全身の機能も低下して、だんだんできないことが増えていきます。また、転んで骨折しやすくなります。

サルコペニアが進行して身体機能が落ちてくると、家に閉じこもりがちになります。すると社会生活も困難になって、社会との関わりが希薄になってきます。そのため、それまでしっかりしていた人でも気力が低下して、認知機能が衰えていくこともあります。

こうして、身体的にも精神的にも衰えた状態を、「フレイル」と言います。フレイルになると、免疫も低下してしまいますから、ちょっとしたことで病気になって、寝たきり状態に進みやすくなります。

しかし、フレイルになっても、早めにまわりの人が介入すれば、元に戻ることができます。介入というのは、病気があればまずその治療をし、日常生活では食事に気をつけて低栄養にならないようにすることです。そして、少しずつ体を動かしていき、筋力をつけていきます。フレイルは、要介護の手前で予防できる、最後の段階なのです。

そこまで行く前に、骨が衰えてきた段階で骨に注意を払う生活をすれば、サルコペニアもフレイルも防ぐことができます。

70代80代になれば、だれでも骨や筋力が衰えてきます。しかしだれもが同じように、若い頃の骨量の80％以上を目指す必要はありません。年齢に応じて、目指すべきゴールを変えて、それに向かってできる範囲で努力することが大事です。

それは地道な努力かもしれませんが、その努力の積み重ねの上に健康は成り立っています。大事なことは、地道な努力を続けることなのです。

私も、願わくば母に地道な努力を続けてもらい、今後も自立した生活を送ってほしいと思っています。そして私自身も、マルチステージの100年人生を全うするために、骨と筋力を鍛えていきたいと思います。

皆さんが何歳になっても、自由を奪われることなく、自分の足で歩ける人生を送れますように――。本書がその一助になれば幸いです。

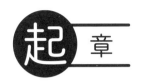

起 章

骨は健康長寿のペースメーカーだった！

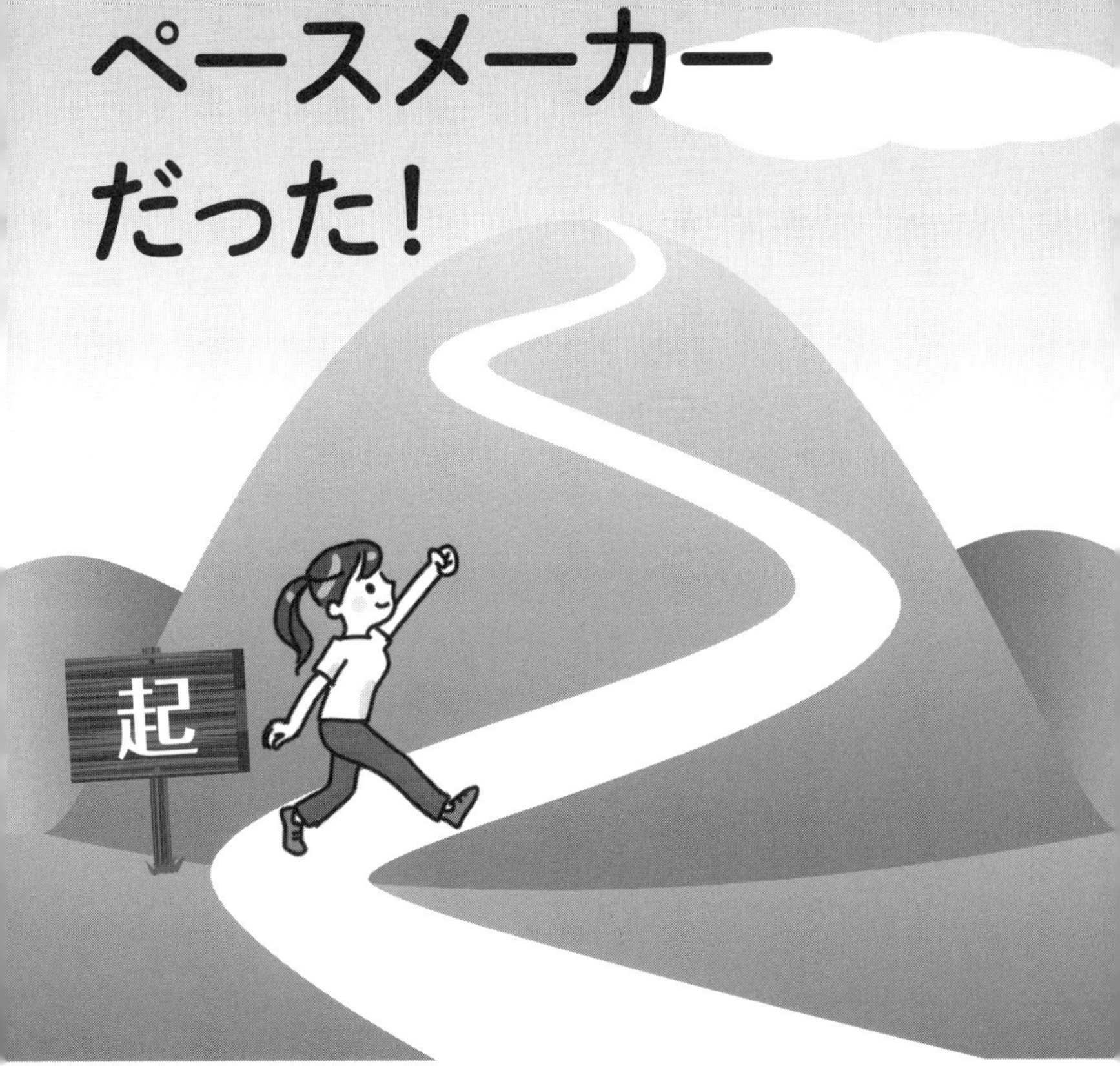

骨は「若さを生み出す臓器」だった

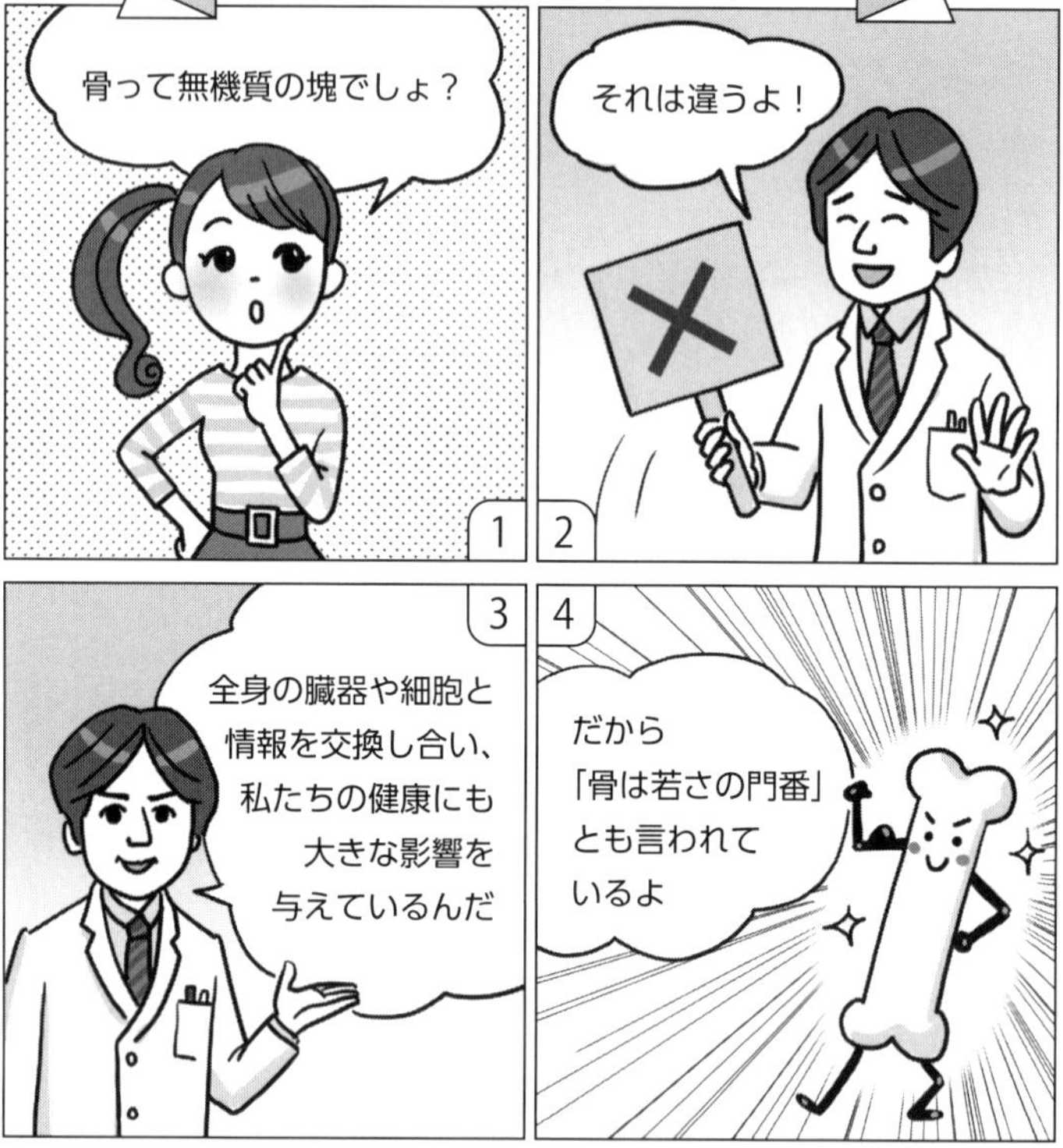
1
骨って無機質の塊でしょ？
2
それは違うよ！
3
全身の臓器や細胞と
情報を交換し合い、
私たちの健康にも
大きな影響を
与えているんだ
4
だから
「骨は若さの門番」
とも言われて
いるよ

「骨」によって老化の速度が決まると言っても過言ではありません。研究者の間でも、長らく骨は「体を支えるためのカルシウムの塊」と思われていましたが、今や骨は「若さを生み出す臓器」として大注目されているのです。

骨は、実は「若さを生み出す内分泌器官」だった！

最近、骨をめぐるトピックスが注目されています。

多くの人は、骨を無機質の塊だと思っています。研究者の間でも、長らく「体を支えるためのカルシウムの塊」と思われていました。しかし今、まったく違う骨の姿が見えてきました。

骨は、ご存じのように、体を支えたり、血液をつくったり、カルシウムなどのミネラルを貯蔵する臓器です。しかし、骨は、脳やほかの臓器と同じように、さまざまなメッセージ物質を放出して、全身の臓器を活性化していることが明らかになってきました。つまり、「若さを生み出す臓器」として脚光を浴びているのです。

メッセージ物質とは、細胞間で情報をやり取りする物質のことです。骨も、メッセージ物質を出して、他の臓器と情報交換しています。このことは、NHKスペシャル「人体」でも紹介されましたから、ご存じの方も多いでしょう。

骨のメッセージ物質の中で注目されているのが、骨ホルモンと呼ばれるタンパク質、「オステオカルシン」です。あとで詳しく述べますが、オステオカルシンは全身の臓器を活性化して、脳や筋力や生殖力などを若返らせたり、糖尿病やメタボを改善する働きがあります。いままでの骨の常識では、考えられないことでした。

それだけではありません。オステオポンチンという別のメッセージ物質は老化現象と関わりが深く、免疫を活性化する作用があることもわかってきました。高齢になって肺炎などの感染症にかかりやすくなるのは、骨が分泌するオステオポンチンと無関係ではないということです。「骨」によって老化の速度が決まると言っても過言ではありません。

以上のように、骨は生きていて、さまざまな物質を分泌する内分泌器官でもあります。そして、全身の臓器や細胞と情報を交換しあい、私たちの健康にも大きな影響を与えているのです。

骨ホルモン研究の第一人者、アメリカ・コロンビア大学のジェラール・カーセンティ博士は、「骨は若さの門番」だと語っています。骨の衰えは、単に筋肉を支える骨の力が弱るということだけではなく、若さを生み出す力を低下させてしまうというのです。骨が衰えることの本当の怖さは、そのあたりにありそうです。

骨は日々メンテナンスされている

骨は、ただの「棒」のように見えますが、内部には神経も血管も通っていて、骨の中のたくさんの細胞に栄養や酸素を渡しています。そして、ほかの臓器と同じように、毎日少しずつ生まれ変わっています。

その骨の再生を担っているのが、骨細胞、破骨細胞、骨芽細胞という3種類の細胞です。破骨細胞と骨芽細胞は、骨細胞が出す指令にしたがって、新しい骨をつくっています。建設現場で言えば、骨細胞が現場監督、破骨細胞と骨芽細胞は作業員です。

骨をつくり替えるとき、骨細胞からは、「骨を壊せ」「骨をつくれ」というメッセージが出されます。「骨を壊せ」というメッセージを受け取った破骨細胞は、古くなった骨に強酸などを吹きつけて骨を溶かし、血液の中に吸収させて新しい骨のスペースをつくります。これを、「骨吸収」と言います。

その壊したあとに、「骨をつくれ」というメッセージを受け取った骨芽細胞が集まってきて、コラーゲン（繊維状のタンパク質）を分泌し、自らを足場にして骨基質という新た

骨のリモデリング

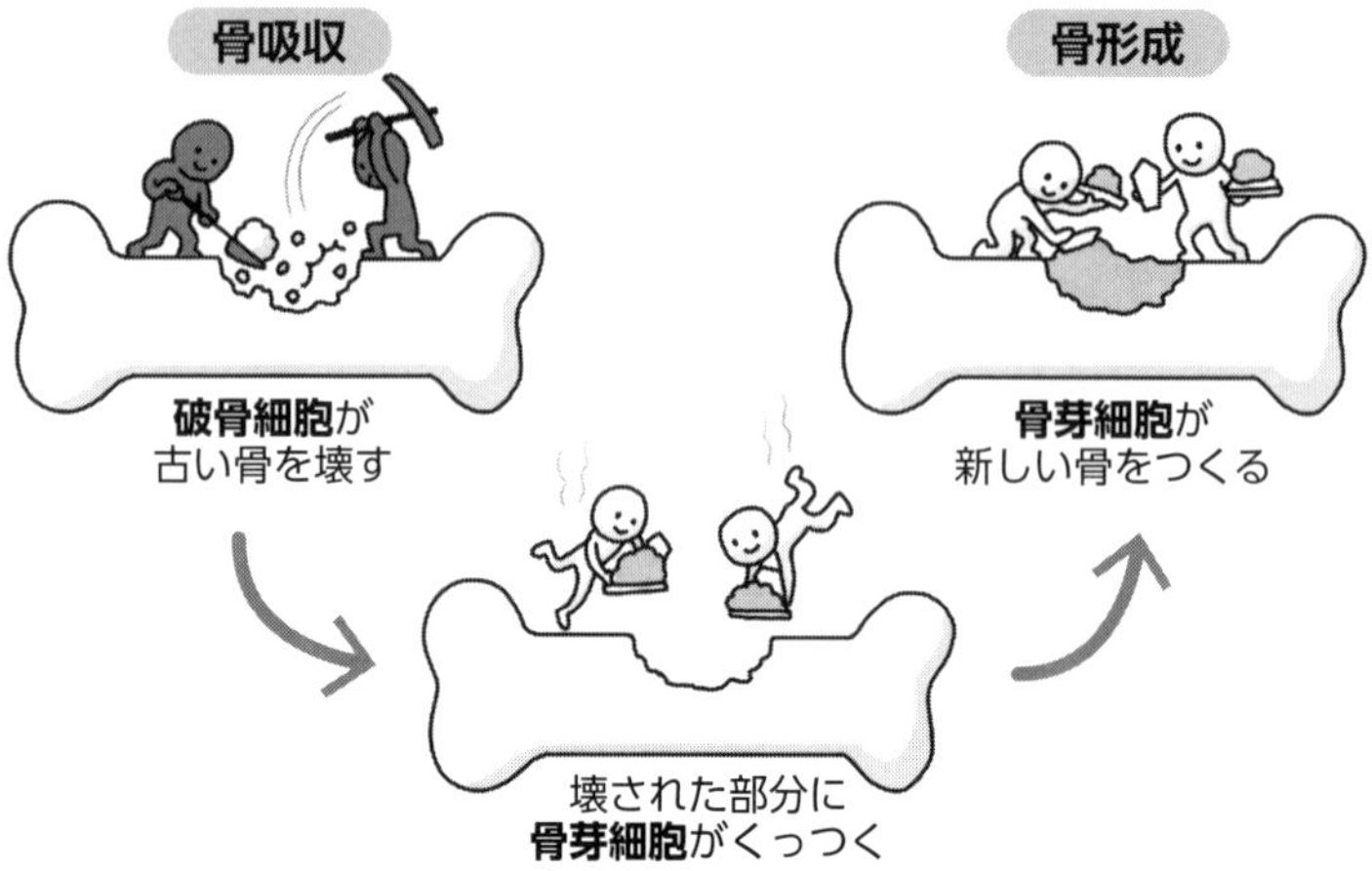
骨吸収
骨形成
破骨細胞が
古い骨を壊す
骨芽細胞が
新しい骨をつくる
壊された部分に
骨芽細胞がくっつく

な骨組みをつくります。そこにカルシウムを中心に、リンやマグネシウムなどのミネラルを沈着させて、新しい骨が出来上がっていきます。

この骨形成が終わると、骨芽細胞は自らつくり出したコラーゲンやカルシウムの中に埋まり、骨の中に埋没します。それが骨細胞に変化して、骨をつくり替える司令塔になるのです。

このように骨は、骨吸収→骨形成→休止期という骨の新陳代謝を経て、新しい骨に再構築されます。これを、「骨のリモデリング」と言います。

骨折しても、固定して安静にしていれば、骨は元に戻ります。これは、骨に自ら再生する能力があるからです。

この骨代謝のサイクルは、骨吸収に約4週間、骨形成に約4か月、トータルで約5か月かかります。代謝の活発な若者なら約2年、代謝の落ちた高齢者でも約5年で全身の骨が入れ替わると言われています。いま60代の人でも、5年もたてば全身の骨が新しく生まれ変わっているわけです。

しかし、この骨代謝のサイクルが狂って、破骨細胞と骨芽細胞のバランスが崩れると、骨吸収に骨形成が追いつかなくなり、骨が徐々に弱くなってしまいます。

骨の強さの決定因子とは？

ところで、「丈夫な骨」とはどういう状態を言うのでしょうか。

最近、骨密度は平均かそれ以上あるのに、圧迫骨折や大腿骨骨折を起こす高齢者が増えているそうです。骨密度だけでは、骨の強さを判断できなくなっているのです。

では、何が必要なのでしょうか。

それは、骨質です。骨折しやすいかどうかは、骨密度だけでなく、骨質も重要な要素になるのです。

骨質とは何でしょう。骨密度とどう違うのでしょうか。

その前に、基本的な知識として、骨の構造を簡単に説明しておきます。

骨のいちばん外側には、骨膜という結合組織があります。ここには神経や血管やリンパ管が通っており、骨の細胞に栄養と酸素を渡しています。骨膜の下にぴったりついている皮質骨（緻密質）は、カルシウムやリンなどが詰まっている硬い骨です。その下には柔らかい海綿骨があり、骨髄を守るように骨髄腔があります。骨髄腔の中は、血液細胞をつくる成分である骨髄で満たされています。

骨の強度を維持しているのは、皮質骨と海綿骨です。骨は、先ほど書いたように、骨基質にカルシウムやリンなどのミネラルが沈着して、硬さを維持しています。骨粗鬆症になると、まず海綿骨からカルシウムが抜けていきます。

また、骨基質と、そこに沈着したカルシウムなどのミネラル（骨塩）を合わせたものを、骨量と言います。骨粗鬆症の検査で調べる骨密度は、一定の骨の中に含まれる骨塩量（ほとんどはカルシウム）を骨の面積や体積で割ったものです。ですから、正しくは骨量ではありませんが、骨量を正確に測定する方法がないので、骨密度から骨量を推測しています。

骨の構造

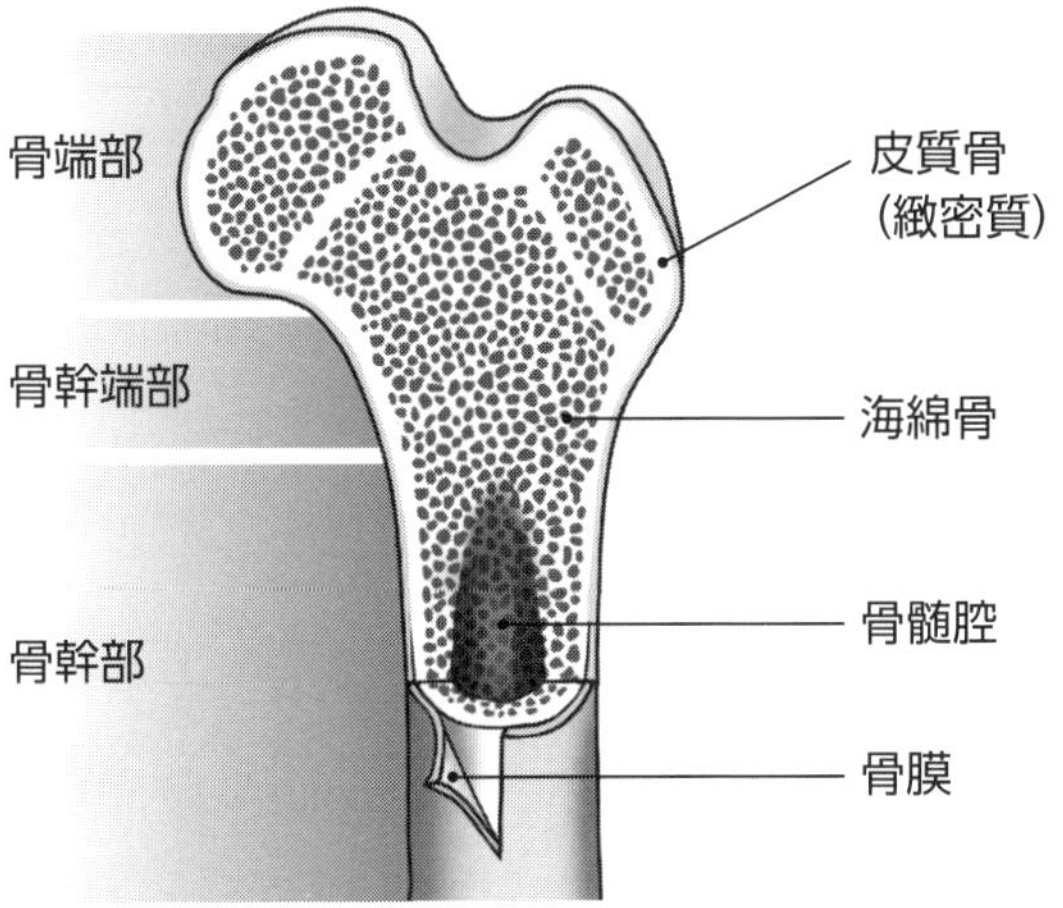

現在、骨密度と骨量はほぼ同義で使われています。

一方骨質は、「これ」と、ひとことで言えるものではありません。骨の微細構造や骨代謝回転の速さ、石灰化の密度など、いろいろな要素が入ってきます。

骨密度がコンクリートや鉄骨などの建物の枠組みだとしたら、骨質は中の内装、インテリアのようなものではないかと私は考えています。当院の熟練した整形外科の医師によると、骨質が良いか悪いかは、骨の画像を見るとわかるそうです。

悪玉コラーゲン架橋が骨質を悪くする?

骨質のわかりやすい一つの指標としてあげられるのが、「コラーゲン架橋」の質です。

骨の構造を鉄筋コンクリートの建物にたとえると、カルシウムがコンクリートで、コラーゲンはコンクリートの中に埋まっている鉄筋のようなものです。この鉄筋の強さを決めるのは、鉄筋同士をつなぎ止めているコラーゲンの架橋です。建物では梁《はり》ということになります。

このコラーゲン架橋には、「善玉架橋」と「悪玉架橋」があります。善玉架橋は、遺伝的に定められた部位に形成される生理的な架橋で、整然と並んで骨をしなやかに保ちます。一方悪玉架橋は、無秩序に、かつ過剰に形成されたもので、骨のしなやかさを失わせ、硬くてもろい骨をつくります。

悪玉架橋は加齢とともに増えるだけでなく、糖尿病や慢性腎臓病などの生活習慣病によっても増えることがわかっています。

骨折しやすい骨は、骨にマイクロダメージ(微細な骨の損傷)が起きています。これは鉄筋コンクリートの建物では、外壁の小さなひび割れのようなものです。鉄筋の老朽化やコンクリートの劣化によって起きますが、骨にマイクロダメージが発生するのは悪玉架橋のつくられすぎだということがわかっています。これが、骨質の低下につながっているのではないかと思われるのです。

骨の強さは、骨量と骨質の両方で決まり、骨量7割、骨質3割だと言われています。つまり、

骨の強さ＝骨量（7割）＋骨質（3割）

となります。

骨量を上げる薬はありますが、骨質を上げる薬はまだありません。悪玉架橋の原因物質の一つに、ＡＧＥｓがあります。これは最終糖化産物と言われるもので、過剰になった糖とタンパク質が加熱されてできた毒性物質です。ですから、骨質を上げるには、生活習慣や食事、運動などでケアしていくしかないようです。

骨年齢とは何でしょう？

骨が年齢相応に成長、成熟しているかどうかを調べるのが、骨年齢です。骨は成長ホルモンや甲状腺ホルモン、性ホルモンなどの影響を受けて成長します。なかでも骨の成長に深く関わっているのが、成長ホルモンです。

成長ホルモンは、夜、眠っているときに分泌されて、成長期における骨の骨端の軟骨細胞の分裂増殖を促し、骨を伸張させます。昔から「寝る子は育つ」と言われるのは、単に子どもを早く寝かせるためだけのものではなく、熟睡することによって成長ホルモンをたくさん分泌させて、骨を太く大きく成長させるからです。

子どもの頃の骨年齢は、おもに手のレントゲンで調べます。手は骨の数が多く、それぞれの骨は決まった順番にしたがって成長していきますから、手の骨を見るだけで骨の成長具合がわかるのです。

通常、骨の成長は18歳前後で止まります。成長ホルモンはその後も分泌を続け、寝ている間に傷ついた骨を修復するなど、骨の健康を守っています。しかし、しだいに分泌量は

加齢による骨量の生理的変化

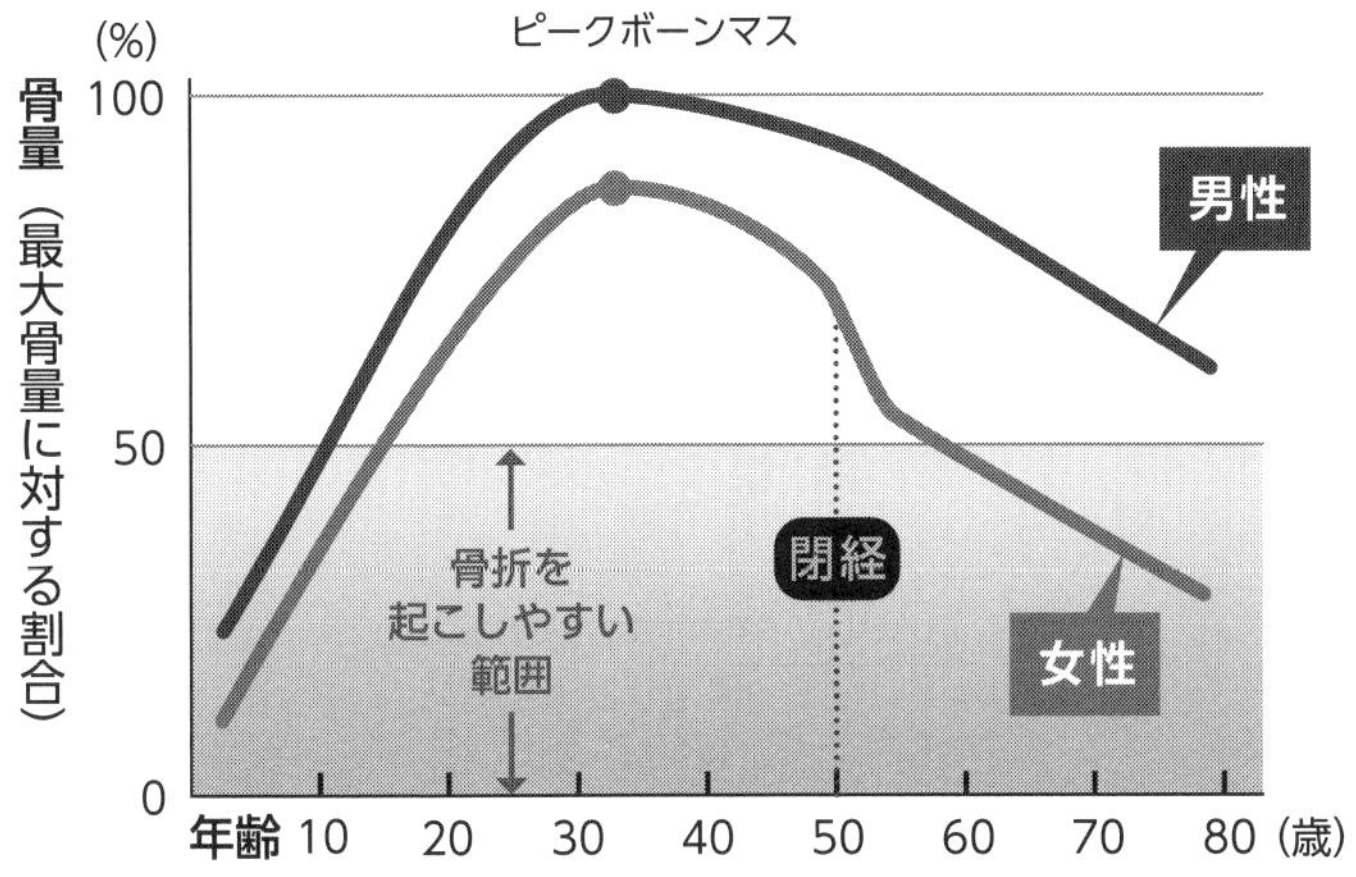

減っていき、40代では10代の頃の半分以下になってしまいます。

女性の場合、それを補うのが女性ホルモン（エストロゲン）です。思春期の頃になると卵巣からエストロゲンが分泌されるようになり、骨密度が急速に増加して、骨が成熟していきます。しかし更年期を迎えてエストロゲンの分泌が急激に減少すると、骨密度も同じように低下していきます。

上のグラフは生涯を通じた骨量（骨密度）の変化です。男性に比べて、女性のほうが骨量が少なく、骨折を起こしやすいことがわかります。特に50歳以降急速に減少しているのは、エストロゲンの低下によって、それまで保たれていた骨代謝のバランスが崩れてしまうからです。

骨粗鬆症は、骨の老化現象です。ですから、男性も無関係ではありません。ただ、男性はもともと骨量が多く、女性のように急激に変化する性ホルモンの影響を受けないので、骨量が急激に下がることはありません。

しかし、人によって骨年齢は異なります。女性も男性も、成熟期を迎えたら、そろそろ骨の健康に気をつけなければなりません。

重力や衝撃が骨を強くする

骨粗鬆症は老化現象だと書きましたが、老化にまったく無関係に骨量が低下する人もいます。それは、宇宙飛行士です。宇宙飛行を1か月間行うと、足の骨の骨密度は1・5%も減少することがわかっています。これは、普通の人が骨粗鬆症になる10倍のスピードです。

なぜ、宇宙飛行士はこんなに早いスピードで骨量が低下してしまうのでしょうか。それは、重力のない世界にいるからです。

重力は、骨の形成に大きな影響を及ぼします。骨には重力を感じるセンサーがあり、重力の負荷がかかると、カルシウムを呼び寄せる電気エネルギーが骨に発生し、カルシウムが集まってきます。すると、骨をつくる骨芽細胞が働きやすくなって、カルシウムが骨に沈着するのが促進され、骨がつくられていきます。ところが、重力の負荷がかからないと、そういう骨をつくるシステムが始動しないのです。

また面白いことに、同じ年齢の女性でも、体重の多い人のほうが骨粗鬆症になりにくいと言われています。これは、体重の負荷がかかって、骨が強くなるからです。

バスケットボールやバレーボールの選手は、一般の人より骨密度が高いことが知られています。これは、競技中にジャンプすることが多く、骨に衝撃がかかるからです。

骨は、重力や衝撃など、骨にかかる力を感じると、強くなる性質があります。それを感知するのは、骨細胞です。

骨に重力や衝撃がかかると、それを感知した骨細胞は、新しい骨をつくるスペースを決めて、破骨細胞に「骨を壊せ」という指令を出します。ここから、骨をつくり替えるリモデリングが始まることは、すでにお話ししたとおりです。リモデリングのスタートは、下半身にかかる負荷（力）にあるのです。

反対に、骨に負荷がかからないと、骨はどんどん老化していきます。たとえば高齢者が長期の入院をすると、骨粗鬆症が進行して、退院しても、寝たきりになる可能性が高まります。入院して寝ている状態が続くと、筋力だけでなく骨も衰えてしまうのです。

骨を強くするには、カルシウムやビタミンDなどの栄養をとるだけでは不十分です。立つ、歩く、走るという、体に重力の負荷をかけることが必要なのです。

骨のカルシウムと血中のカルシウムの話

骨の重要な役目の一つに、カルシウム（Ca）の貯蔵があります。このカルシウムが骨を形成し、丈夫にしています。成人の場合、人体に700〜1000gのカルシウムが存在します。そのうちの99％は骨に存在しています。残りの1％は、血液や筋肉や体液の中にあります。わずか1％ですが、その1％のカルシウムが心筋の収縮や神経伝達、止血作用など、大事な生理機能を担っているのです。

そのため、カルシウムを運ぶ血中のカルシウム濃度は、低い範囲で常に一定に保たれています。それがほんの少しでも不足したら、心筋などの筋肉の収縮ができなくなったり、神経伝達が滞ってしびれやマヒが出たり、ホルモンや消化酵素の分泌がうまくいかないなど、さまざまな弊害が生じてきます。

この血中のカルシウムの不足を補うのが、骨です。血中カルシウムが不足したら、すぐに骨からカルシウムが溶け出して、血中に入ってきます。この状態が続くと、骨に貯蔵されていたカルシウムが減少し、骨がスカスカになっていきます。

このように、骨はカルシウムを貯蔵し、血中カルシウムの調整をしています。骨を丈夫にするために、「まずカルシウム」と言われるのは、カルシウムが骨の材料になるだけでなく、血中カルシウムを一定に保つためでもあるのです。

注目の骨ホルモン、オステオカルシンとは？

骨が内分泌器官として注目されるようになったのは、先ほども述べたように近年になってからです。２００７年、米コロンビア大学遺伝発達学教授、ジェラール・カーセンティ博士らの研究がきっかけでした。カーセンティ博士らがマウスにオステオカルシンを注射し、インスリンの変化を観察したところ、膵臓の働きがよくなってインスリンの分泌が促

オステオカルシンは全身の臓器を活性化させる

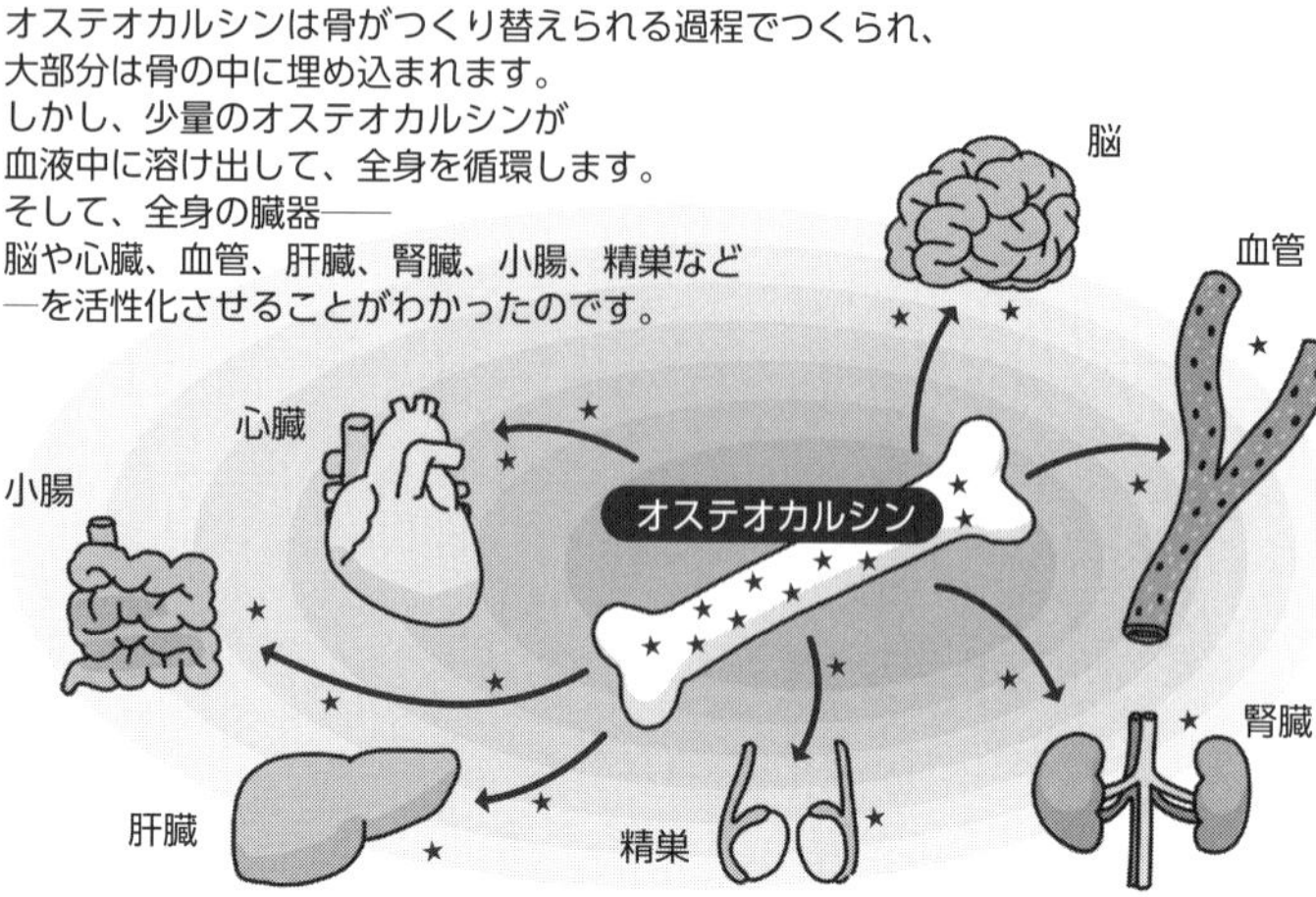
オステオカルシンは骨がつくり替えられる過程でつくられ、
大部分は骨の中に埋め込まれます。
しかし、少量のオステオカルシンが
血液中に溶け出して、全身を循環します。
そして、全身の臓器――
脳や心臓、血管、肝臓、腎臓、小腸、精巣など
―を活性化させることがわかったのです。
脳
血管
心臓
小腸
オステオカルシン
腎臓
肝臓
精巣

されたのです。

インスリンはご存じのとおり、膵臓のランゲルハンス島から分泌されるホルモンで、糖を肝臓や筋肉の細胞に取り込み、血糖値を下げる働きがあります。カーセンティ博士らの研究で、オステオカルシンが糖尿病に有効であることがわかったのです。

オステオカルシンは、骨芽細胞から分泌されるタンパク質です。オステオカルシンの分子自体は１９７６年に発見されていましたが、働きはわかっていませんでした。

しかしカーセンティ博士らの発見以来、オステオカルシンの研究が急速に進みました。

オステオカルシンは骨がつくり替えられる過程でつくられ、大部分は骨の中に埋め込まれます。しかし、少量のオステオカルシンが血液中に溶け出して、全身を循環します。そして、全身の臓器——脳や心臓、血管、肝臓、腎臓、小腸、精巣など——を活性化させることがわかったのです。

したがって、オステオカルシンの作用は、多岐にわたります。たとえば脳を活性化すれば記憶力や認知力が改善し、心臓や血管を活性化すれば動脈硬化を予防し、精巣を活性化すれば男性の生殖機能が増強されます。さらにメタボの改善や活性酸素を減らす抗酸化作用、抗がん作用などがあることもわかってきました。

オステオカルシンは、骨がつくり替えられるときに生まれますから、骨代謝が活発な人ほど、血中オステオカルシンも高くなります。オステオカルシンを増やすには、骨に衝撃を与えることがとても大事になってきます。

骨は免疫にも関係している

骨芽細胞から分泌されるメッセージ物質の中に、もう一つ注目されているものがあります。それは、先にも触れたオステオポンチンという物質です。これは老齢マウスの骨髄の中に少ないことから、老化現象と関わりが深いと言われています。

ドイツ・ウルム大学のハームット・ガイガー博士によると、オステオポンチンには造血幹細胞を若く保って、免疫活性を上げる働きがあるそうです。博士は、オステオポンチンを加えた造血幹細胞と、加えない造血幹細胞をマウスに移植し、免疫細胞の数を調べました。すると、オステオポンチンを加えたマウスは免疫細胞が倍増したということです。

その一方で、オステオポンチンが増えすぎると老化が進んでしまうという報告もありますから、まだ謎に包まれています。

このオステオポンチンの話でもわかるように、骨は免疫と深く関係しています。そのことは、かなり以前から指摘されていました。骨粗鬆症患者には免疫異常があるのではないかという仮説が、20年以上前から囁《ささや》かれていたのです。さらに、宇宙飛行士や寝たきりの人でも免疫不全が引き起こされることがわかっていました。

骨は、骨芽細胞と破骨細胞によってつくられますが、この二つの細胞は、違う種類の細胞です。骨芽細胞は筋肉や脂肪などと同じ種類の細胞ですが、破骨細胞は血液の細胞と近い細胞です。つまり、免疫細胞である白血球と破骨細胞は、親戚同士なのです。

この破骨細胞に注目したのが、「骨免疫学」という新しい分野を打ち立てた東京大学の高柳広教授です。

高柳教授は、関節リウマチの患者の骨の組織を調べ、ＲＡＮＫＬというタンパク質が破骨細胞を活性化して骨を壊すことを発見。炎症で集まってきた免疫細胞のＴ細胞がＲＡＮＫＬを増加させていることを突き止めました。この、骨が破壊されるメカニズムが解明されて、骨と免疫の関係が注目を集めるようになったのです。

また、骨の中心部の骨髄では、血液のもとになる造血幹細胞がつくられています。骨芽細胞や破骨細胞はこの造血幹細胞に影響を与え、造血をコントロールしていることがわかっています。さらに、リンパ球の免疫反応にも、骨芽細胞の関与が示唆されています。

骨は、先ほど書いたように重力のセンサーとして働くだけでなく、免疫機能のコントロールという重要な役割を担っているのです。

気をつけたい骨の病気

骨がもろくなると、いろいろな疾患が起きてきます。なかでも頻度が高く、だれにでも起きる可能性があるのが、次のような疾患です。

・骨粗鬆症

骨が弱くなる病気と言えば、骨粗鬆症です。骨からカルシウムなどのミネラルが抜けて、鬆《す》の入った大根のように、骨がスカスカになる病気です。骨密度が若い頃の70％以下に減ると、骨粗鬆症と診断されます。骨がもろくなっているので、ちょっと手をついたり、重いものを持っただけで骨折してしまうことがあります。この病気が高齢の女性に多いのは、閉経による女性ホルモンの欠乏が大きな原因になっているからです。

・骨折

骨がもろくなると、骨折しやすくなります。骨粗鬆症が背景にあると、手首、背骨、足の付け根、上腕の付け根の骨が特に骨折しやすくなります。その中で頻度が高いのが、背骨（脊椎）の椎体が骨折する圧迫骨折です。転んだり重いものを持った拍子に骨折したり、自分の体の重みで気づかないうちに骨折していることもあります。

また、尻もちなどをついて大腿骨を骨折すると、人工関節を入れる手術などが必要になります。大腿骨骨折は、寝たきりの大きな原因になります。

・関節炎

関節炎は、関節に炎症が起きる病気です。関節炎を起こす疾患にはさまざまなものがあり、原因によって治療も異なります。ですから関節炎の症状があったら、それがどのような原因で起きているのか、まず病気を鑑別する必要があります。

関節炎を起こす疾患には、関節リウマチ、変形性関節症、痛風関節炎などがありますが、関節リウマチや痛風関節炎のように原因となる病気があるときは、その治療も一緒に行います。治療が遅れて関節炎が進行すると、関節が破壊され、骨が変形してしまうことがあります。

関節リウマチや変形性関節症は骨が弱ってくる中高年の女性に多い疾患で、骨粗鬆症と合併したり、関節リウマチと変形性関節症が重なって起きることもあります。

また、肩関節の周辺に炎症が起きる五十肩（肩周囲炎）、手の腱に炎症が起きる腱鞘炎も、だれにでも起きる可能性がある、身近な病気です。

・歯周病

忘れてはならないのが、お口の健康（歯の健康）です。歯は、歯槽骨という骨に支えられています。この歯槽骨を溶かして、歯を抜け落としてしまうのが歯周病です。骨密度が低くなると歯周病になりやすくなるという報告もあり、骨粗鬆症とも無関係ではありません。歯周病の菌は全身病にも関わっており、全身の健康のためにも歯周病の予防や治療が大切です。

これらの疾患については、「承」章、「転」章で詳しく触れることにします。

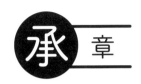

承章

骨粗鬆症を予防するために

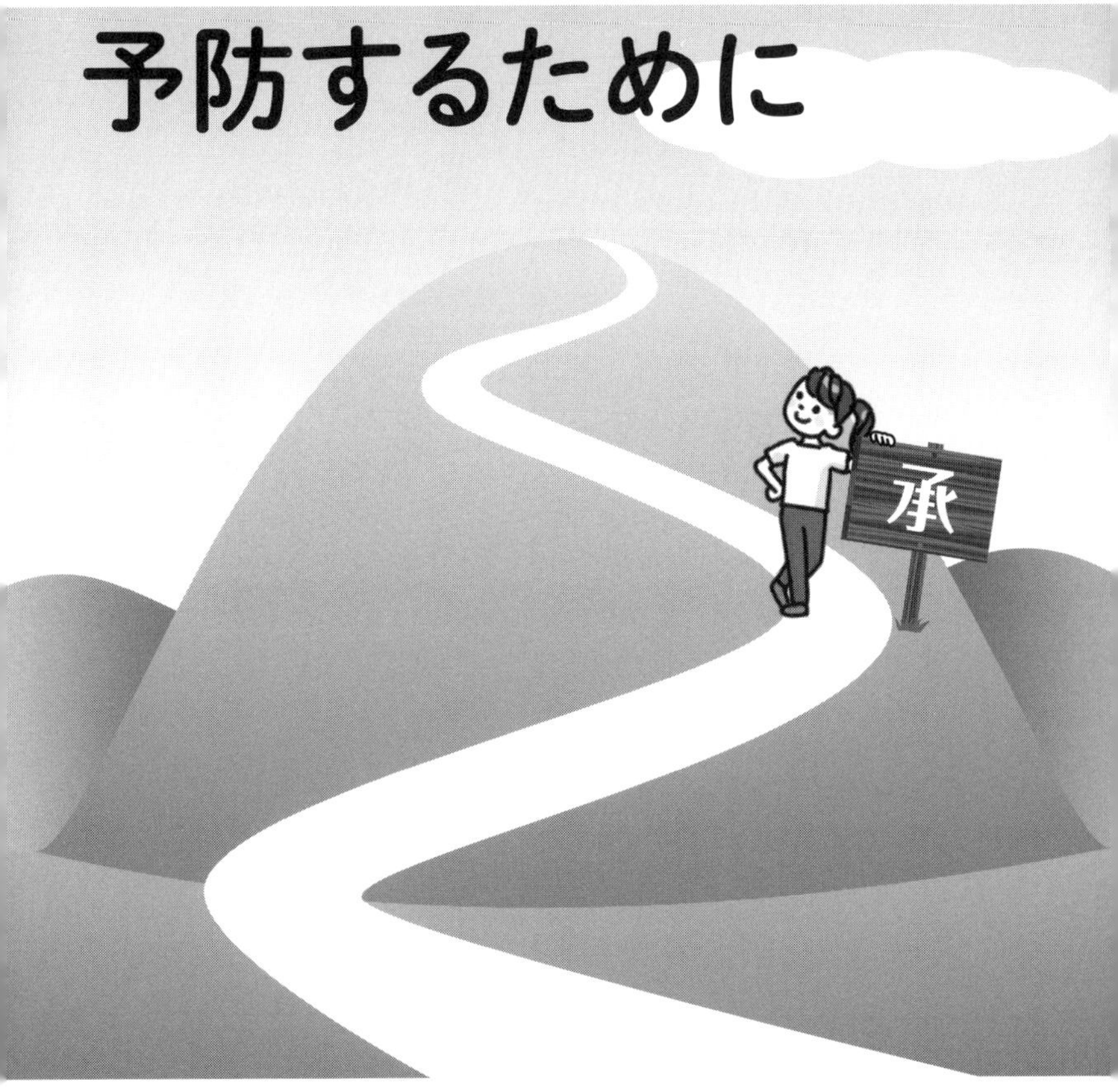

寝たきり、ロコモにならないために知っておきたいこと

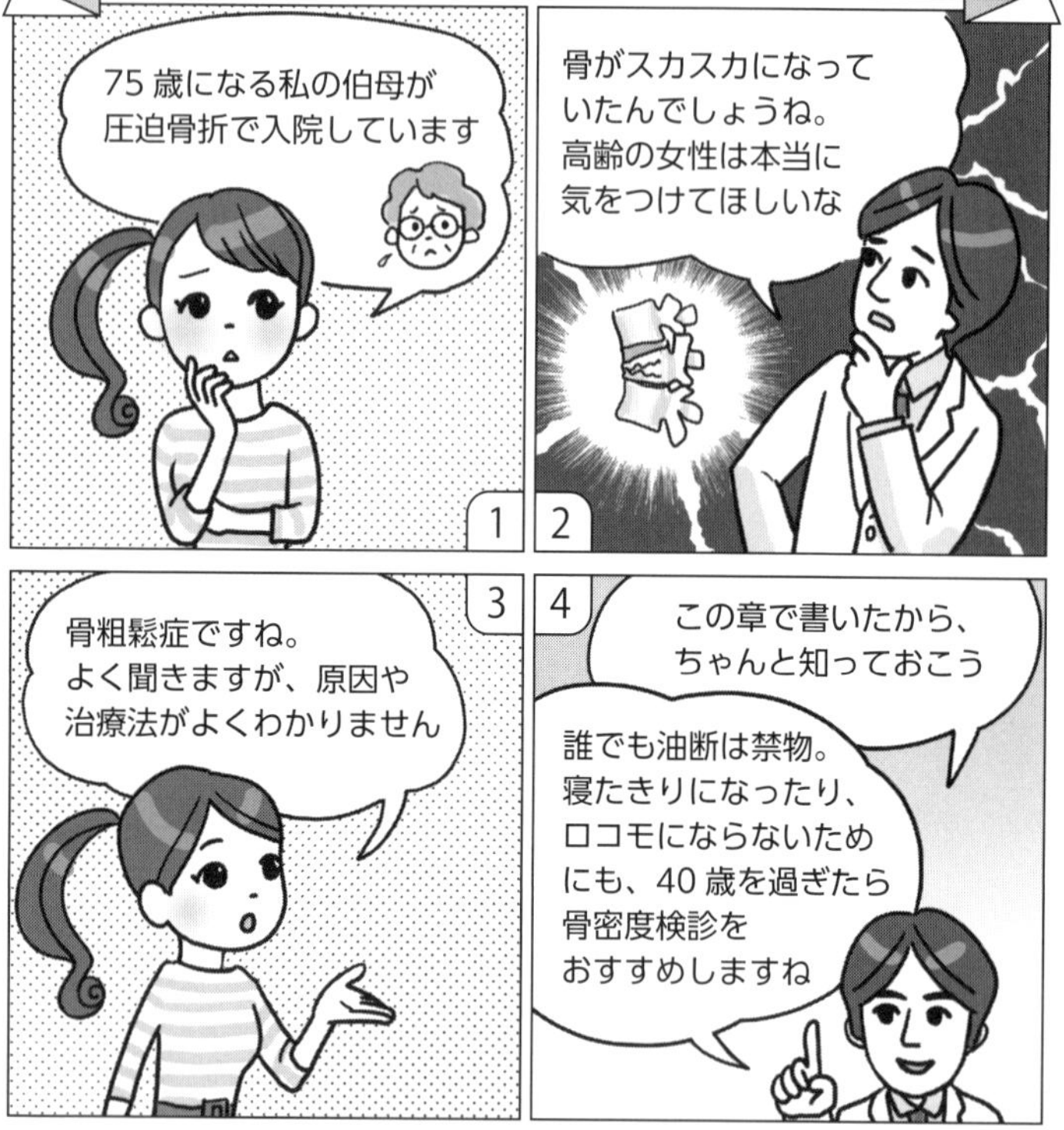
75歳になる私の伯母が圧迫骨折で入院しています
1
骨がスカスカになっていたんでしょうね。高齢の女性は本当に気をつけてほしいな
2
3
骨粗鬆症ですね。よく聞きますが、原因や治療法がよくわかりません
4
この章で書いたから、ちゃんと知っておこう
誰でも油断は禁物。寝たきりになったり、ロコモにならないためにも、40歳を過ぎたら骨密度検診をおすすめしますね

骨は、破骨細胞が骨を壊し、そのあとに骨芽細胞が
新しい骨をつくって、新陳代謝が維持されています。
その代謝が崩れると、骨は新たにつくられなくなってきます。
そのメカニズムを解説するとともに、骨粗鬆症の最新の治療
情報を紹介していきます。

骨粗鬆症は、高齢女性に圧倒的に多い病気

骨粗鬆症は、骨量が低下して骨がスカスカになる病気です。患者数は年々増加しており、現在、推定患者数は約１３００万人。そのうちの、約4分の3が女性です。しかも60代以降、急増します。骨粗鬆症は、圧倒的に高齢女性に多い病気なのです。

理由は、閉経による女性ホルモン（エストロゲン）の減少です。エストロゲンは、女性が子どもを産んで、育てるために、さまざまな形で女性の体をサポートしているホルモンです。

その一つが骨を守ることです。エストロゲンは、骨を壊す破骨細胞の働きを抑え、骨をつくる骨芽細胞を活性化して、骨吸収が進みすぎないように、骨代謝のバランスを調整しています。しかし、閉経で女性ホルモンが分泌されなくなると、そうした骨を守る作用が働かなくなり、急激に骨量が減ってしまうのです。

最近は、骨粗鬆症の若年化が懸念されています。過激なダイエットで必要な栄養がとれていなかったり、極端に体重が落ちてしまうと、骨もやせ細ってもろくなります。また、

若い頃の骨量が、更年期以降の女性の骨量を左右します。

骨が成長する10代の頃、バランスのよい食事をして適度に運動していれば、骨がしっかり成長して高い骨量を蓄えられます。そうすれば、閉経を迎えてエストロゲンの分泌が減っても、そんなに大きく骨量が低下することはありません。

このように骨粗鬆症が高齢女性に多いとは言っても、高齢女性の全員が骨粗鬆症になるわけではありません。他の疾患と同じように、骨粗鬆症になる人もいれば、ならない人もいます。

その違いは、もちろん生まれながらに丈夫な骨を授かったという幸運もあるでしょうが、若い頃からの生活習慣も無視できません。偏った食事、栄養不足、運動不足、過激なダイエット、飲酒や喫煙など、好ましくない生活習慣の積み重ねが、骨を弱くさせます。いま、骨粗鬆症は生活習慣病の一つとして数えられているのです。

男性の骨粗鬆症は女性以上に危険!?

骨粗鬆症は高齢女性に多い病気ですが、女性だけが気をつければいいわけではありません。男性も、骨粗鬆症になることがあります。骨粗鬆症患者の4分の1、なんと4人に1人は男性患者。男性だから大丈夫、ということはないのです。

男性の骨粗鬆症は、病気や薬、栄養障害などの影響でなることが多いのが特徴です。リスクの高い病気として、慢性閉塞性肺疾患（COPD）、胃腸疾患、高カルシウム血症、アルコール依存症などがあげられます。また、ステロイド剤や、抗うつ剤の一種であるSSRI（選択的セロトニン再取り込み阻害薬）の長期服用も、骨粗鬆症のリスクを高めます。

男性の場合、厄介なのは、サルコペニアと骨粗鬆症を同時に起こす人が多いことです。サルコペニアとは、筋力や筋肉の量が低下して、身体能力が落ちた状態を言います。これに骨粗鬆症が組み合わさると、骨も筋力も低下して、日常の活動量が著しく低下してしまいます。それが、自立した生活を困難にします。

また、男性も転んで骨折すると、寝たきりになってしまうことがあります。骨粗鬆症が寝たきりの大きなリスクであることは、男性も女性も変わらないのです。

ですから、男性も70歳を過ぎたら、骨密度測定を受けるように推奨されています。特に、先ほどあげたような病気にかかっている人、薬を飲んでいる人は、60歳を過ぎたら骨にも意識を向けて、早めに検査を受けたほうがいいでしょう。

骨粗鬆症が進行すると、ちょっとしたことでも骨折してしまいます。骨折は車椅子や寝たきり生活の入り口で、老後の生活の質を低下させる原因になります。

なぜ骨はスカスカになるのか

「骨粗鬆症」という病名は、骨の状態を実にうまく言い表しています。骨が粗くなって、鬆《す》が入った状態になる病気。まさに、そのとおりです。

少し年配の女性ならご存じでしょうが、古くなった大根は水気が抜けて小さな穴があき、スカスカです。これを「大根に鬆が入った」と言いますが、鬆とは、本来は均質であるべきところに小さな空間ができた状態を言います。骨に、小さな空間ができてスカスカになった状態が、骨粗鬆症なのです。

ＷＨＯ（世界保健機関）では、骨粗鬆症を次のように定義しています。

「低骨量と骨組織の微細構造の異常を特徴とし、骨の脆弱性が増大して、骨折の危険性が増大する疾患」

むずかしい表現ですね。簡単に言えば、骨密度が低下し、骨質が劣化して骨がもろくなり、骨折しやすくなる骨の病気、ということです。

ではなぜ、骨はスカスカになってしまうのでしょうか。それは、次のようなメカニズムによります。

骨は、破骨細胞が骨を壊し、そのあとに骨芽細胞が新しい骨をつくって、新陳代謝が維持されています。その代謝が崩れると、骨は新しくつくられなくなってきます。この代謝の崩れには、二つのパターンがあります。

一つは、破骨細胞の骨を壊すスピードが速くなり、骨芽細胞がそれに追いつけない場合です。骨はどんどん壊されて血液に吸収されていくのに、新しい骨がなかなかつくられなければ、骨量は減っていきます。この場合、骨代謝回転（骨吸収と骨形成のサイクル）も速くなっていることが多いので、破骨細胞の勢いを止めることができません。そのため、骨は壊される一方になってしまうのです。

二つ目は、破骨細胞も骨芽細胞も働きが低下して、骨吸収、骨形成の回転のスピードが遅くなることです。これは老化に伴って、よく起きる現象です。

骨吸収も骨形成もスピードが遅ければ、それなりにバランスが取れているだろうと思うかもしれませんが、そうではありません。代謝回転のスピードが遅くなると、徐々に破骨

骨粗鬆症のメカニズム

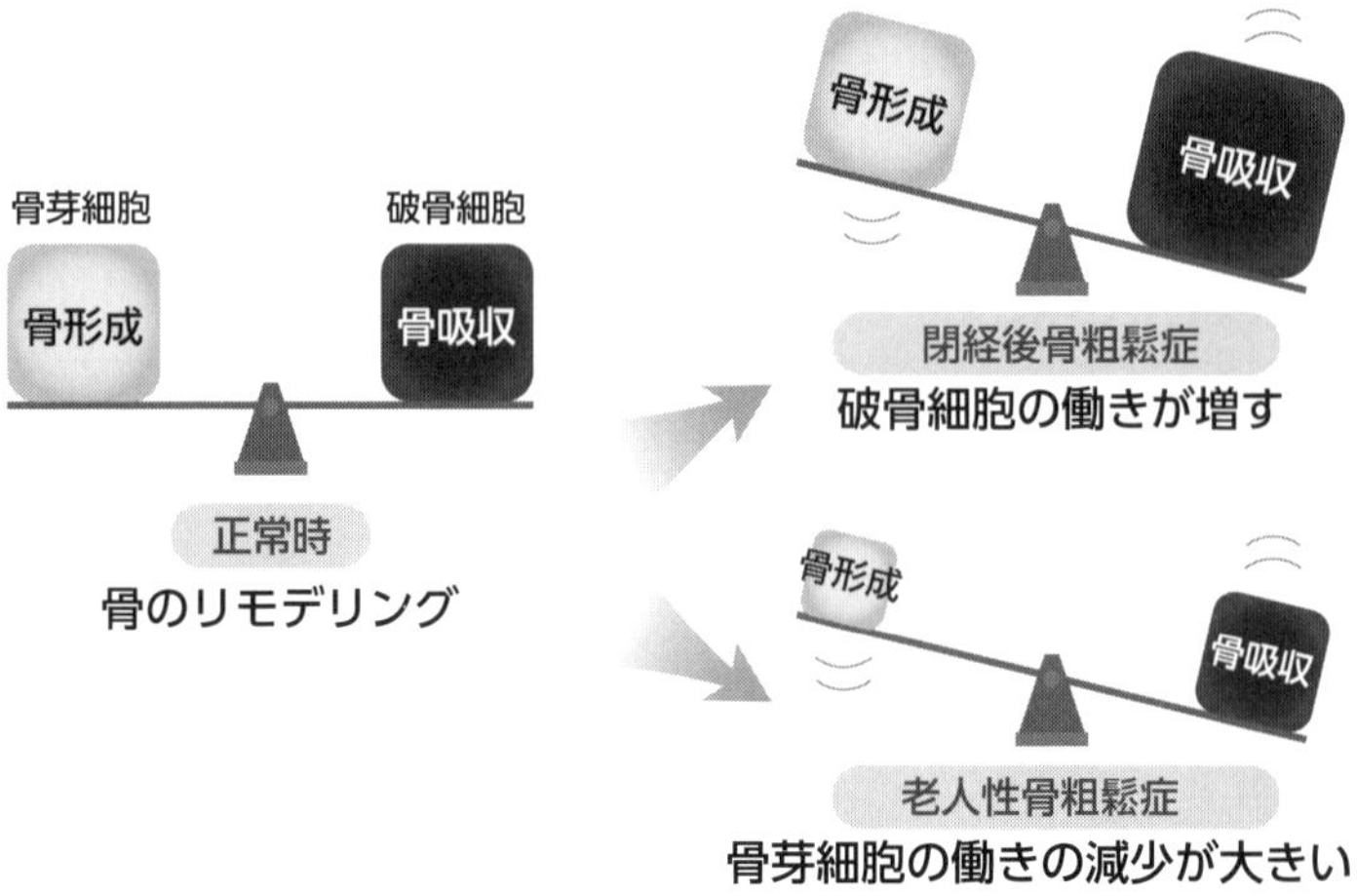

細胞と骨芽細胞のペースは離れていきます。もともと、骨をつくるスピードは、骨を壊すスピードの何倍も時間がかかりますから、骨形成はどんどん骨吸収に追いつけなくなっていくのです。

カルシウム不足も、骨をもろくします。骨をつくる材料であるカルシウムが不足すれば、骨がきちんとつくられません。また、血中のカルシウム濃度が少しでも低下したら、骨からカルシウムが抜けていって骨量は低下します。

丈夫な骨とは、カルシウムなどのミネラルがしっかり詰まり、その中をしなやかなコラーゲンの鉄筋が走って、健康なコラーゲン架橋によってコラーゲンの鉄筋が結びつけられている骨です。この骨の強さを表しているのが骨量です。

運動不足が骨を弱らせる

ここまで読んで、骨が丈夫な若い男性は骨粗鬆症にならないと思った方は多いと思います。ところが、NHKの番組（NHKスペシャル「人体」）で、驚きの事実が紹介されました。若い男性、しかも運動選手が、重度の骨粗鬆症にかかっているというのです。

その人はブレイク・コールドウェルさんという、30代の米国の自転車競技の選手です。彼は25歳の時、日常生活でのちょっとした動作で転倒し、大腿骨を骨折しました。若い男性が日常の転倒で大腿骨を骨折するなど、普通は考えられません。念のためにと受けた骨量検査で、80代の骨量しかないことがわかったのです。

若い男性で、しかも運動選手なのに、重度の骨粗鬆症とは、どういうことでしょうか。主治医の話では、「スクレロスチンの大発生」が原因の可能性大、ということでした。

スクレロスチンは、骨細胞から分泌されるメッセージ物質の一つです。前章で触れたように、骨細胞からは「骨を壊せ」「骨をつくろう」などのメッセージを伝える物質が出ています。スクレロスチンはちょっと変わったメッセージ物質で、「骨をつくるのをやめよう」というメッセージを出しています。骨の量が増えすぎないように、骨芽細胞の数を減らしているのです。

ところが、これが出すぎてしまうと骨芽細胞が減りすぎて、骨がつくられなくなってしまいます。そのため、骨量が減ってしまうのです。

ではなぜ、スクレロスチンは出すぎてしまうのでしょうか。その原因は、いろいろあるようです。加齢や閉経や糖尿病などが指摘されていますが、その一つに、「骨にかかる器械的な負荷」があります。たとえば、歩いたり走ったりジャンプしたときなどにかかる、骨への衝撃です。これが骨のつくり替えに大きな貢献をしていることは、前章で述べたとおりです。

体を動かして骨に衝撃がかかると、骨細胞はその衝撃を感知して、骨をつくり替える指令を出します。ですから、衝撃のかからない生活を続けていると、骨細胞は新しい骨をつくる必要がないと判断し、スクレロスチンを出して骨芽細胞を減らし、骨をつくるのを休んでしまうのです。

コールドウェルさんは自転車にばかり乗っていて、あまり歩かなかったのかもしれません。それ以外にも原因はあるのかもしれませんが、車で移動して歩かない人、座り仕事で一日中椅子に座りっぱなしの人などは、注意が必要です。スクレロスチンが大量に出すぎて、若い人でも知らないうちに骨粗鬆症になっているかもしれません。

このスクレロスチンの作用に注目しているのが、製薬会社です。これを人工的にコントロールできれば、骨芽細胞を活性化して骨量の減少を食い止められる可能性があると、抗スクレロスチン薬を開発中のようです。

しかし、スクレロスチンは自分でコントロールできます。まずは運動をして、スクレロスチンが必要以上に出ないようにすることです。

薬や病気によって起きる骨粗鬆症もある

いままでお話ししてきたように、加齢や女性ホルモンの減少や生活習慣などによって起きる骨粗鬆症を、「原発性骨粗鬆症」と言います。骨粗鬆症の大多数は、このように原因となる明らかな病気がないものです。

それに対して、特定の病気や薬の二次疾患として起きる骨粗鬆症もあります。それを

「続発性骨粗鬆症」と言い、骨粗鬆症全体の1割ほどを占めています。

続発性骨粗鬆症の原因となる病気には、さまざまなものがあります。ホルモンの異常による内分泌疾患や、生活習慣病から起きるもの、栄養性や不動性のものもあります。内分泌性の病気は、副甲状腺機能亢進症、クッシング症候群、甲状腺機能亢進症（バセドウ病）、生活習慣病によるものとしては糖尿病、関節リウマチ、慢性腎臓病（ＣＫＤ）、慢性閉塞性肺疾患（ＣＯＰＤ）などが知られています。

糖尿病の患者さんは、骨密度が低くなくても骨折する人が多く、それが骨質に注目するきっかけになりました。男性の骨粗鬆症は、これらの生活習慣病から起きることが多く、原発性に比べると症状も重篤です。

こうした続発性の骨粗鬆症は、もともとの病気を治療しなければ改善しません。

また、胃切除をして十分な栄養がとれなくなったり、特定の栄養素が過剰になったり不足したりして起きるものが栄養性の骨粗鬆症、病気やケガなどで体を動かせなくなって起きるものが不動性の骨粗鬆症です。

薬剤性のものでは、ステロイド剤の長期服用が多いでしょう。ステロイド長期服用者の30〜50％に骨折が見られるという報告もあります。また、ヘパリンやワルファリンなどの抗血液凝固剤、一部の抗がん剤や抗うつ剤でも骨粗鬆症を起こすものがあります。

先天性の骨粗鬆症もあります。難病指定されている「マルファン症候群」や、「骨形成不全症」です。どちらも遺伝子の変化や異常によって起きる病気で、マルファン症候群は5000人に1人、骨形成不全症は2万人に1人の割合で起きると言われています。これらの病気になると、骨粗鬆症以外にも骨格や歯の異常などが現れ、手術が必要になる場合もあります。

自覚症状がないからこそ、定期検診が必要

骨粗鬆症は、自覚症状がほとんどない病気です。しかし、本人は気がつかなくても、体の中で深く静かに骨粗鬆症は進行しています。そしてある日突然骨折して、初めて骨がもろくなっていることを知ります。人によっては、くしゃみをしただけで骨折することがあります。女性は、閉経を過ぎたら誰でも骨粗鬆症になる可能性があることを、肝に銘じておいたほうがいいでしょう。

ですから、骨粗鬆症検診は必ず受けてください。現在、多くの自治体で、女性を対象に骨粗鬆症検診を行っています。40歳から5年ごとに受けられるので、節目検診とも呼ばれています。この検診は70歳までです。70歳までなら5年に一度でもいいかもしれませんが、70歳を過ぎたらリスクも高くなりますから、3か月に一度は検査を受けてほしいと思います。

なお、骨粗鬆症検診で行っている骨密度検査は、ほとんどが踵《かかと》で調べるQUS法です。これは簡易測定法なので、骨粗鬆症の診断はつきません。

骨粗鬆症の検査には、次のようなものがあります。

①レントゲン検査

背骨のレントゲン写真を撮ります。背骨に圧迫骨折があると、椎体が変形してきます。そうした変形があるかどうか、あるとしたらどれくらい変形が進んでいるのか、レントゲン画像で判断できます。それによって、骨粗鬆症の進行状況もわかります。手首や脚の付け根を骨折したときも、その部位だけでなく背骨のレントゲン検査をして、骨粗鬆症の状態を確認します。

②骨密度検査

本来は、おもにコラーゲンでできている骨基質と、カルシウムを主体とするミネラルの量を合わせた骨量を測りますが、そのよい測定法がないため、骨密度を測ります。骨1㎠あたりの骨塩量を測り、骨密度の高い若い世代の骨密度の平均値（YAM／Young Adult Mean）と比べて、パーセンテージで表します。

検査方法には三つあります。DXA法（デキサ法）、MD法、QUS法（定量的超音波測定法）です。

DXA法は、エネルギーの低い、異なる2種類のX線を当て、骨を通過できなかったX線の量から骨密度を測定します。全身のほとんどの骨を測定できますが、腰の骨（腰椎）か脚の付け根（大腿骨近位部）を測定して、骨粗鬆症の診断を下します。骨密度検査の中では最も信頼度が高く、骨粗鬆症の診断だけでなく、治療効果の判定や骨折の危険性を調べるときにも用いられます。

MD法は、手のひらをアルミニウム板の上に置き、X線を当てて人差し指につながる左手の甲の骨の骨密度を測る検査です。手の骨とアルミニウム板の濃度を比較して、骨密度を計算します。簡単に計測できるので広く普及している検査法ですが、早期の骨量減少は発見しにくいという弱点があります。

QUS法は、健康診断などでよく行われている検査法です。超音波を足の踵に当て、超音波の伝わる速度から骨密度を出す検査です。骨密度そのものを測る検査ではないので骨粗鬆症の診断には使われませんが、骨量が少ないという傾向はわかるので、QUS法で骨密度が低く出たら、詳しい検査を受けるといいでしょう。この検査はX線を使っていないので、妊婦でも安心して受けられます。

③血液・尿検査

血液や尿の中には、骨の成分が溶け出しています。この成分から、骨代謝の回転の状態を知ることができます。これを、骨代謝マーカー検査と言います。骨代謝マーカーには、骨が溶ける勢いを調べる骨吸収マーカーと、骨をつくる骨形成の勢いを調べる骨形成マーカーがあります。両方を調べることによって骨代謝回転の状態がわかり、骨折の危険性を予測できます。この検査は、骨粗鬆症と他の病気を鑑別したり、治療効果の判定などにも使われます。

また、閉経後骨粗鬆症では、ALP（アルカリフォスファターゼ）というタンパク質が高くなることがあります。これは、肝臓、骨、胎盤、小腸などに多く存在する酵素で、全部で6タイプあります。その中の、骨に多いタイプのALPが高いと骨粗鬆症が疑われます。ただし血液検査で出るＡＬＰはすべての総和なので、骨粗鬆症検査では、ＡＬＰのタイプを調べて骨型アルカリフォスファターゼ（ＢＡＰ）の数値を出します。これは、骨形成マーカーとして用いられています。

治療はいつから始めるといい？

骨粗鬆症は自覚症状がないため、はたして自分の骨がどれくらいもろくなっているのか、検査をしなければわかりません。検査をして、骨粗鬆症と診断されたら、すぐに治療を開始します。骨折してからでは遅いのです。

骨粗鬆症の診断は、腰の骨（腰椎）か脚の付け根（大腿骨近位部）の骨密度を測るＤＸＡ法で行います。踵や手のひらの骨密度だけでは、診断できません。この検査で、骨密度がＹＡＭ（若年成人平均値）の80％以上なら、骨粗鬆症の心配はありません。70％未満になると、骨粗鬆症と診断されます。

70％以上80％未満は、骨粗鬆症予備軍になります。「骨量が減少していて、やがて骨粗鬆症になるかもしれないから、気をつけなさい」ということです。ただし、糖尿病、慢性

骨粗鬆症の診断手順

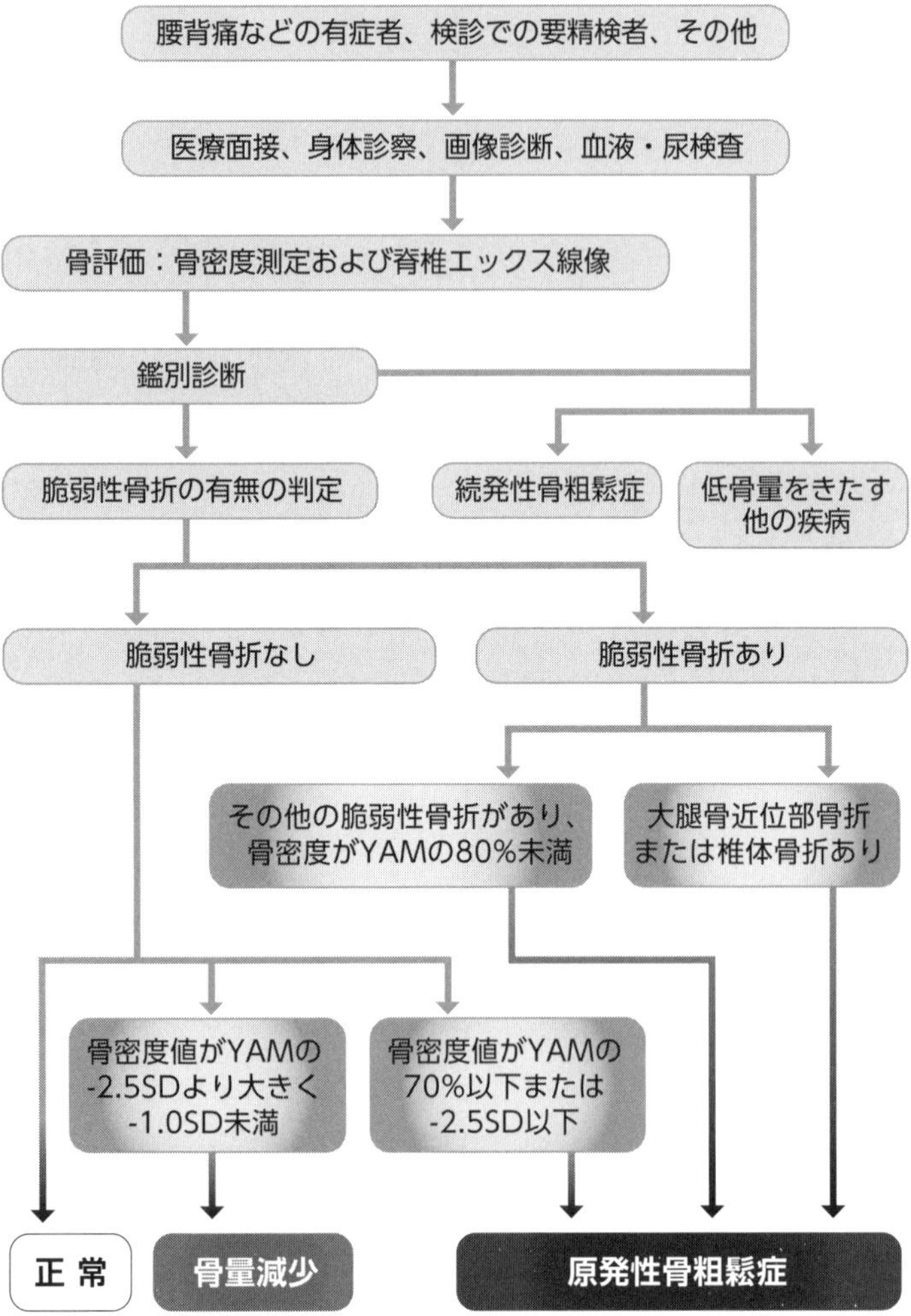

「骨粗鬆症の予防と治療ガイドライン 2015 年版」より

閉塞性肺疾患（ＣＯＰＤ）、腎不全などの基礎疾患があったり、消化管を切除する手術や、子宮・卵巣を摘出する手術をした人は、骨が数値以上にもろくなっている恐れがあるため、早めに治療を開始します。

こうした検査以外にも、背骨の椎体圧迫骨折、脚の付け根の大腿骨近位部の骨折があったり、肋骨、骨盤（恥骨や坐骨）、肩のすぐ下の骨（上腕骨近位部）、手首の骨、下腿骨（ひざ下から足首までの骨）などに脆弱性骨折があったら、基本的には治療を開始します。

なお、検査は定期的に受けて、骨量の変化を見ることも大事です。

骨粗鬆症になると、ここが折れやすい

骨粗鬆症になると、全身の骨がスカスカになります。ですから、どこでも折れる可能性がありますが、特に折れやすい部位があります。それは、手首の骨（橈骨遠位端）、背中や腰の骨（脊椎の椎体）、脚の付け根の骨（大腿骨近位部）、上腕の付け根の骨（上腕骨近位部）の４か所です。

骨粗鬆症による骨折は、若い人の骨折とはまったく違います。骨の強度を保つカルシウ

ムやコラーゲンが減ってスカスカになっているので、非常にもろく、わずかな力が加わっただけでも折れてしまいます。

たとえば、転んで手をついただけで手首の骨を骨折したり、重いものを持っただけで背骨の骨が潰れてしまいます。私の母は、体をひねっただけで圧迫骨折を起こしました。このように、わずかな力が加わっただけで骨折してしまうことを「脆弱性骨折」と言います。それは、折れるというより、グシャッと潰れる感じです。

骨粗鬆症になるとどこの骨が折れてもおかしくありませんが、先にあげた四つの部位は、外からの力がかかりやすいところで、骨折しやすい部位なのです。

骨粗鬆症で骨折した骨は、なかなか元に戻りません。若い人なら、骨折しても安静にしていれば、そのうち健康な骨に戻ります。ところが骨粗鬆症の骨折は、治るまでに相当の時間がかかります。その間痛みがあって動けなかったり、骨を固定させるために安静にしていなければなりません。動けない状態が続くと、骨が付く前に筋肉が衰えて歩けなくなったり、寝たきりになってしまうことがあります。

骨粗鬆症は、健康寿命を短くする危険な病気なのです。

骨粗鬆症になって骨折しやすい部位

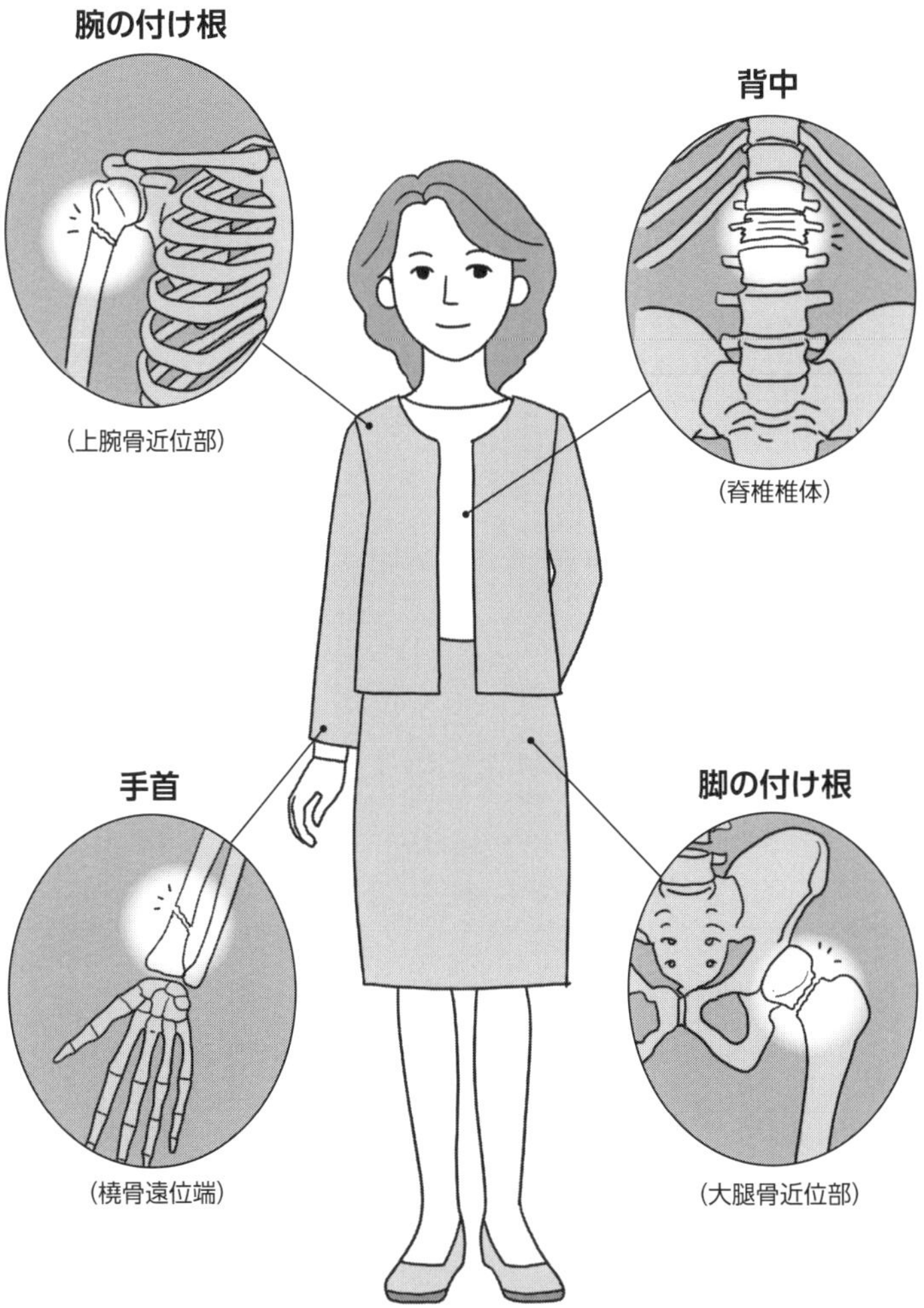

気をつけたい「いつの間にか骨折」

通常、骨折をすると強い痛みがあり、痛くて動かせなくなります。ですから普通は、骨折するとすぐにわかるものですが、骨粗鬆症の場合、知らないうちに骨折していることがあります。それを「いつの間にか骨折」と言います。骨粗鬆症で骨折した人の3分の2は、「痛みがない」「骨折に気づかなかった」と答えるほど、自覚がない人が多いのです。

いつの間にか骨折で圧倒的に多いのは、背中の骨、特に腰椎です。「腰が痛い、違和感がある」と病院を受診してCTを撮ると、腰椎の骨が潰れていたりします。しかも1か所でなく、2か所も3か所も潰れていることがあります。脳をCTで診たら隠れ脳梗塞がいくつも見つかることがありますが、ちょうどそんな具合に、骨折が見つかります。

いつの間にか骨折には、骨折を知らせるサインがあります。いま言った「腰の痛みや違和感」もそうですが、「腰が曲がってきた」「背が縮んできた」といった体型の変化です。

私の母は、腰は曲がっていませんが、背がだんだん縮んできました。ある日、いつものリハビリのスタッフと会ったら、以前と目線が違うので、おかしいと思って、外来で身長を測ってもらったそうです。すると、158㎝あった身長が、156㎝に届かなくなっていました。

身長は、加齢によって脊椎の椎間板が薄くなるとだんだん縮んできますが、若い頃より2㎝以上縮んだら、骨粗鬆症を疑ったほうがいいでしょう。

背が縮んだり腰が曲がるのは、腰椎に圧迫骨折を起こしているからです。60歳以上の女性で、身長が縮んだという自覚のある人の53％、背中が曲がったという自覚がある人の63％に、いつの間にか骨折があったというデータがあります。

いつの間にか骨折が怖いのは、骨折が連鎖していくことです。骨粗鬆症の場合、一度骨折を起こすと、続けてほかの骨も骨折する危険性が高くなります。背骨の骨が1か所骨折すると、その負担がまわりの骨にかかって、続けて2か所、3か所と腰椎や胸椎が骨折するのです。もともと骨がもろいので、負担が増えるとどうしても折れやすくなります。

痛い、動けない、圧迫骨折

この背骨の椎骨が折れるのが圧迫骨折です。圧迫骨折は、骨粗鬆症の骨折の中で最も頻度の高いものでしょう。70代の女性の約3割に圧迫骨折があるという報告もあります。

背骨（脊椎）は椎骨が積み重なった形をしており、中心に脊柱管が通っています。脊柱管の前には、椎体という、椎骨の要《かなめ》となる骨があります。圧迫骨折は、この椎体が骨折するものです。

骨粗鬆症になると、椎体の中もスカスカになってきます。すると、ちょっとした衝撃で折れやすくなります。折れるというより、押し潰される感じです。

骨折しやすいのは、体重を支えている下のほうの骨で、胸椎の下部から腰椎にかけてです。本人の体の重さに耐えきれず、上から体重がかかってじわじわ潰れていくこともあります。その場合はほとんど痛みがありませんから、本人も気づかず、「いつの間にか骨折」が起きていることになります。

先にも述べたように、椎体骨折は連鎖しやすく、1か所骨折すると、続けて2か所、3か所と、連続して骨折するようになります。骨折すると椎体の前側が潰れることが多いので、上の椎体と下の椎体の前側が狭くなって、だんだん前かがみの姿勢になっていきます。お年寄りの腰が曲がるのは、昔は農作業のせいだと言われることもありましたが、いまは圧迫骨折によることが圧倒的に多いでしょう。

また、圧迫骨折が進行して、椎体の後ろ側の壁が壊れると、脊柱管のほうに椎体が飛び出して、脊髄やその下にある馬尾神経を圧迫することがあります。すると、脊柱管狭窄症のような症状が出てきます。この状態まで進んだ圧迫骨折を、「破裂骨折」と言います。

◉症状

圧迫骨折は、ある日突然、背中や腰に激しい痛みが起きて、病院に行って初めて圧迫骨折がわかります。特につらいのは、体を動かすときです。起き上がったり、立ち上がったり、歩いたりすると強い痛みが出ます。

私の母は、背中が痛くて寝返りも打てないほどでした。骨折自体は痛くないのですが、骨折したところを動かすと、ズキンと痛みが走るのです。この痛みのために、食事ができなくなってしまう人もいます。また、痛みのストレスからくる胃潰瘍などにも注意してください。

この急性期を過ぎると、潰れた骨が固まって、痛みはしだいにおさまってきます。しかし、骨が固まることで、先ほど書いたように背中が丸まったり、腰が曲がってきます。常に背中が丸まった姿勢だと、内臓が圧迫されて食欲が落ちたり、便秘がちになったり、逆流性食道炎を起こすこともあります。神経も圧迫されるので、足がしびれたりします。

圧迫骨折の治療は、基本的には安静を保ち、体を動かさないことです。しかし長期間動かないでいると、どんどん筋力が衰えていきます。骨が固まって痛みが取れた頃には、筋力の低下で歩けなくなっていることも少なくありません。

◉最新の痛みを取る治療

圧迫骨折の治療は、鎮痛剤によって痛みを抑えたり、コルセットで背骨を固定する保存療法が中心です。しかし最近、圧迫骨折の痛みを取る治療として注目されているのが、「経皮的椎体形成術（ＢＫＰ）」という治療です。椎骨に医療用のセメントを注入するので、私は「セメント治療」と患者さんに説明しています。

この治療は、背中から針を挿入し、骨折した脊椎の中まで入れて風船（バルーン）をふくらませ、脊椎の形を整えます。そこにセメントを充填し、脊椎を固定すると、潰れた脊椎がよみがえって、曲がった背骨を矯正することができます。

治療は局所麻酔下で行い、30分前後で終わります。治療に先立って、前日にＭＲＩ検査を行い、セメントを注入する部位の同定、確認を行います。治療後は2時間ほど安静にし、翌日には退院できます。

この治療は、初めは頸椎腫瘍の治療で行われていましたが、１９９０年代後半から米国を中心に圧迫骨折の治療に用いられるようになりました。その後日本の医療機関にも導入され、自由診療で行われていました。２０１１年には、より安全性や有効性が確認されて、保険適用になりました。治療にはＢＫＰの認定資格が必要で、その資格を持った医師のみが治療を行うことができます。

セメント治療は針を挿入するだけですから、患者さんの負担は軽く、しかも、術後すぐに痛みから解放されます。翌日から立って歩いても痛みはなく、速やかに日常生活に戻れます。また、セメント漏出などの合併症も極めて少ないということです。

この治療が受けられるのは、保存療法を続けても効果がなく、長期間にわたって腰痛が続くケースです。圧迫骨折したばかりの、急性期の患者さんには適応できません。また、椎体が大きく潰れて扁平化しているケースや、破裂骨折で神経を圧迫しているケース、神経痛や麻痺があるケースでは、この治療は受けられません。

ただし、この治療を受けたからといって、骨粗鬆症が治るわけではありません。骨は相変わらずもろいままですから、引き続き骨粗鬆症の治療は必要です。

寝たきりの原因になる大腿骨骨折

圧迫骨折と並んで注意が必要なのが、大腿骨近位部の骨折です。ここが骨折すると激痛があり、とても歩けるような状態ではなくなってしまいます。

太ももの大きな骨である大腿骨は、先端にある丸い形をした骨頭が骨盤のくぼみ（臼蓋）にすっぽり入って、股関節を形成しています。大腿骨骨折は、この大腿骨の先端部が骨折するもので、骨折箇所は3か所あります。

一つは、「大腿骨頸部骨折」で、大腿骨骨頭のすぐ下にある首の部分の骨折です。二つ目は「大腿骨転子部骨折」で、外側に出っ張った大転子と、内側に出っ張った小転子がある部分の骨折です。三つ目が、それよりさらに下の、「大腿骨転子下骨折」です。

太い大腿骨がポキッと折れるなど、健康な人には考えられませんが、骨がスカスカになると、尻もちをついたり、つまずいたりしただけでも折れてしまいます。手首などの部位なら、ギプスで固めてくっつくのを待つこともできますが、股関節はギプスで固めることはできません。しかし安静にして、自然にくっつくのを待っていたら、高齢者の場合長い時間がかかります。高齢者が長期間安静にしていたら、そのままベッドに寝たきりになってしまいます。そこで、大腿骨を骨折したときは、なるべく早期に手術して、できるだけ早期にリハビリを開始します。

当院では、麻酔科の常勤医師がいるため、高齢者の方の大腿骨骨折であっても安心して入院していただき、翌日に手術を行っています。腕のよい整形外科医師がいるのも当然ですが、手術の翌日からリハビリを開始しています。

私が赴任して以来、この9年間で100歳以上の患者さんが5人おられましたが、すべて手術をして、施設や自宅に元気に帰られました。超高齢者の大腿骨骨折ほど早く手術をして、痛みを取り、リハビリを早期に開始すべきであると考えて、それを実践しています。

◉手術とリハビリ

手術はいろいろありますが、折れた部分のズレが大きくて骨頭まで血流が行かないような場合は、折れた骨頭を人工骨頭に取り替える「人工骨頭置換術」を行います。ズレが小さくて、骨頭までの血流が保たれているときは、骨頭と大腿骨をスクリューで固定します。

転子部骨折の場合は、プレートで固めたり、スクリューで固定します。

人工骨頭の寿命も延びているので、一度手術すれば一生持つ人が多いようです。

また、手術後はなるべく早くリハビリを始めます。リハビリを始めて、歩けるようになるまでの期間は個人差がありますが、歩行能力が高い人ほど回復しやすい傾向があります。

大腿骨骨折は、ロコモティブシンドロームの大きな要因になります。それを防ぐためにも、普段から転倒しないように気をつけなければなりません。

骨粗鬆症は治せる？

骨粗鬆症は骨の老化ですから、基本的には一度もろくなった骨を元に戻すことはできません。しかし、進行を止めたり、ゆるめたりして、骨折を防ぐことはできます。だからこそ、早めの治療が必要です。

治療の中心は、薬物治療です。最近はよい治療薬が次々にできて、骨密度の低下を抑えたり、圧迫骨折の連鎖を止めることができるようになりました。治療を続けて骨密度を維持できれば、一生骨折せずに、自分の足で歩く生活ができます。治癒はしなくても、再発や増悪を防いで生活の質を維持することが、骨粗鬆症の治療の目的なのです。

このように、症状が一時的に軽快したり消失して、生活の質をよい状態に保てることを、医学的には「寛解」と言います。この寛解の状態をいかに長く継続させるかが、骨粗鬆症の治療では大事になります。

骨粗鬆症の薬を大きく分けると、骨吸収を抑制する薬と、骨形成を促進する薬がありま す。それぞれの作用別に、注目の薬を紹介します。

◎骨吸収を抑制する薬

①ビスフォスフォネート製剤

骨粗鬆症の薬で現在最もよく使われているのが、ビスフォスフォネート製剤です。この薬は、宇宙飛行士が宇宙に滞在中にどれだけ骨の減少を抑えられるかという実験に用いられ、注目を浴びました。前にも述べたとおり、無重力の状態では骨粗鬆症が通常の10倍の速さで進みます。日本の宇宙飛行士もこの実験に参加して、見事に骨量の低下が抑えられることを証明しました。

ビスフォスフォネート製剤は、破骨細胞に作用して骨吸収を抑え、骨量の低下を防ぐ働きがあります。内服と注射があり、内服は服用頻度（毎日、週に一度、月に一度）によってタイプが分かれます。月に1回飲むタイプでは、服用時には注意が必要です。朝起きたらすぐにコップ1杯の水で服用し、30分ほど上半身を起こしたまま、何も食べずにいます。体を横にすると、薬の吸収率が落ちてしまいます。

②SERM（サーム）／ラロキシフェン製剤、バゼドキシフェン製剤

正式には、「選択的エストロゲン受容体モジュレーター」と言います。ビスフォスフォネート製剤と並んで、骨吸収を抑制する代表的な薬です。この薬は骨に分布しているエストロゲンの受容体に結合して、破骨細胞による骨の吸収を抑えます。エストロゲンは骨代謝に関わっており、エストロゲンが減少すると骨吸収が骨形成を上回って骨量が低下します。以前はエストロゲン製剤が使われていましたが、乳がんや心筋梗塞などの副作用が明らかになり、それに代わってSERMが用いられるようになりました。

③抗RANKL剤／デノスマブ（プラリア）

いま最も注目されている薬です。その作用機序は、RANKリガンド（RANKL／ランクル）という破骨細胞を活性化する受容体に結合して、破骨細胞の働きを阻害することです。この効果は絶大で、6か月に一度皮下注射を打つだけで、強力な骨折予防効果があることがわかっています。実際に骨密度が上がった人もいて、骨粗鬆症が治る可能性も見

骨粗鬆症の薬

●骨が壊されるのを抑える薬

ビスフォスフォネート薬	破骨細胞に働きかけ、 骨密度（骨量）を増加させて骨折を予防する
選択的エストロゲン 受容体モジュレーター（サーム）	閉経後女性を対象に、女性ホルモンと 同じ作用で骨が減るのを抑える
抗ランクル抗体薬	破骨細胞に働きかけ、 骨密度（骨量）を高めて骨折を抑える

●骨が作られるのを促す薬

副甲状腺ホルモン薬	骨芽細胞に働きかけ、骨の形成を促す

●骨に足りない栄養素を補う薬

カルシウム薬	骨に必要なカルシウムを補う
活性型ビタミン D_3 薬	腸からのカルシウム吸収を助ける
ビタミン K_2 薬	ビタミンKの摂取不足を補う

えてきました。

骨吸収を抑制する薬には、ほかに女性ホルモン製剤、カルシトニン製剤などがあります。

◉骨形成を促進する薬

①ＰＴＨ（副甲状腺ホルモン）／テリパラチド（テリボン、フォルテオ）

副甲状腺ホルモン（ＰＴＨ）は骨代謝をつかさどるホルモンで、古い骨を壊し、新しい骨をつくるという骨代謝の回転を早める作用があります。このホルモンからつくった薬がテリパラチドです。これには骨芽細胞の数を増やす作用があり、強力に骨形成を促進します。皮下注射で投与し、一日1回のものと、週に1回のものがあります。一日1回する注射は、自宅でできる自己注射です。

②ビタミンＫ２製剤

ビタミンＫは骨の代謝に関与しており、骨形成系を促進して、骨基質タンパクであるオステオカルシンを増加する作用があります。これは、ミネラルの沈着を助けて骨の石灰化を促進させます。不足すると十分な石灰化ができず、もろい骨になってしまいます。ビタミンＫには、緑黄色野菜に含まれるＫ１と、納豆や肉、鶏卵などに含まれるＫ２があり、骨粗鬆症薬にはＫ２が用いられます。活性型ビタミンＤ剤も骨形成を促す薬です。

◎その他

カルシウム製剤

食事からとるカルシウムが不足している場合は、薬で補います。カルシウムは骨の主材料であり、摂取不足で骨からカルシウムが抜けると、骨の吸収が進みます。

骨粗鬆症の発症には、加齢や女性ホルモンの減少が大きな要因になっていますが、閉経したすべての女性が骨粗鬆症になるわけではありません。高齢になって骨粗鬆症になるかどうかは、それまでの生活習慣が大きく関わっています。それは10代から始まり、生涯にわたって続きます。年をとって骨粗鬆症になってから、「こんなはずではなかった」と後悔することがないように、それぞれの年代に合った骨を守る生活をしましょう。

・10代／骨貯金をする年代

骨粗鬆症予防のポイントは、若い頃の骨量です。その人の骨量は、思春期後半、遅くとも20歳くらいにはピークを迎えます。この最大骨量（ＰＢＭ／ピークボーンマス）の半分は幼児期（1～4歳）に、残りは思春期（10～16歳）に蓄積されます。

この時期にＰＢＭを10％増加しておくと、閉経後の骨粗鬆症の時期を13年遅らせると言われています。ですから、10代は骨貯金に励む時期。無理なダイエットなどせず、骨に良い食事をし、運動もして、たくさん骨貯金を増やしましょう。

・20代・30代／骨貯金を維持する年代

就職、結婚、出産、子育てと、一生の中で最も変化に富む時期です。女性はエストロゲンで骨量が守られていますが、妊娠や出産でカルシウムを必要としますから、喫煙や飲酒などの骨量を減らす生活習慣はやめて、10代でためた骨量を維持するように努めましょう。

・40代・50代／骨貯金を節約する年代

40代になると、骨量が減り始めてきます。せっかくためた骨量をなるべく減らさないように、節約しましょう。積極的に骨に良い生活をするとともに、そろそろ骨密度検診の受診を始めてください。

・60代・70代／自分の健康を見直す年代

骨量だけでなく、筋力も落ちてきます。いままでできたことができなくなり、思わぬところで転倒することも。自分を過信せず、骨量を低下させるような生活習慣病がないかどうか、チェックしてください。男性も骨密度検査を受けましょう。

・80代以降／転倒、骨折に気をつける年代

かなり骨量も低下してきていますから、くれぐれも骨折しないように気をつけてください。3か月に一度は骨密度検査を受け、必要なら骨を強くするサプリメントなどをとるといいでしょう。また転倒防止のために、住環境にバリアフリーを導入するなどの対策も必要になってきます。

転 章

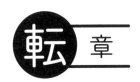

骨にまつわる病気について

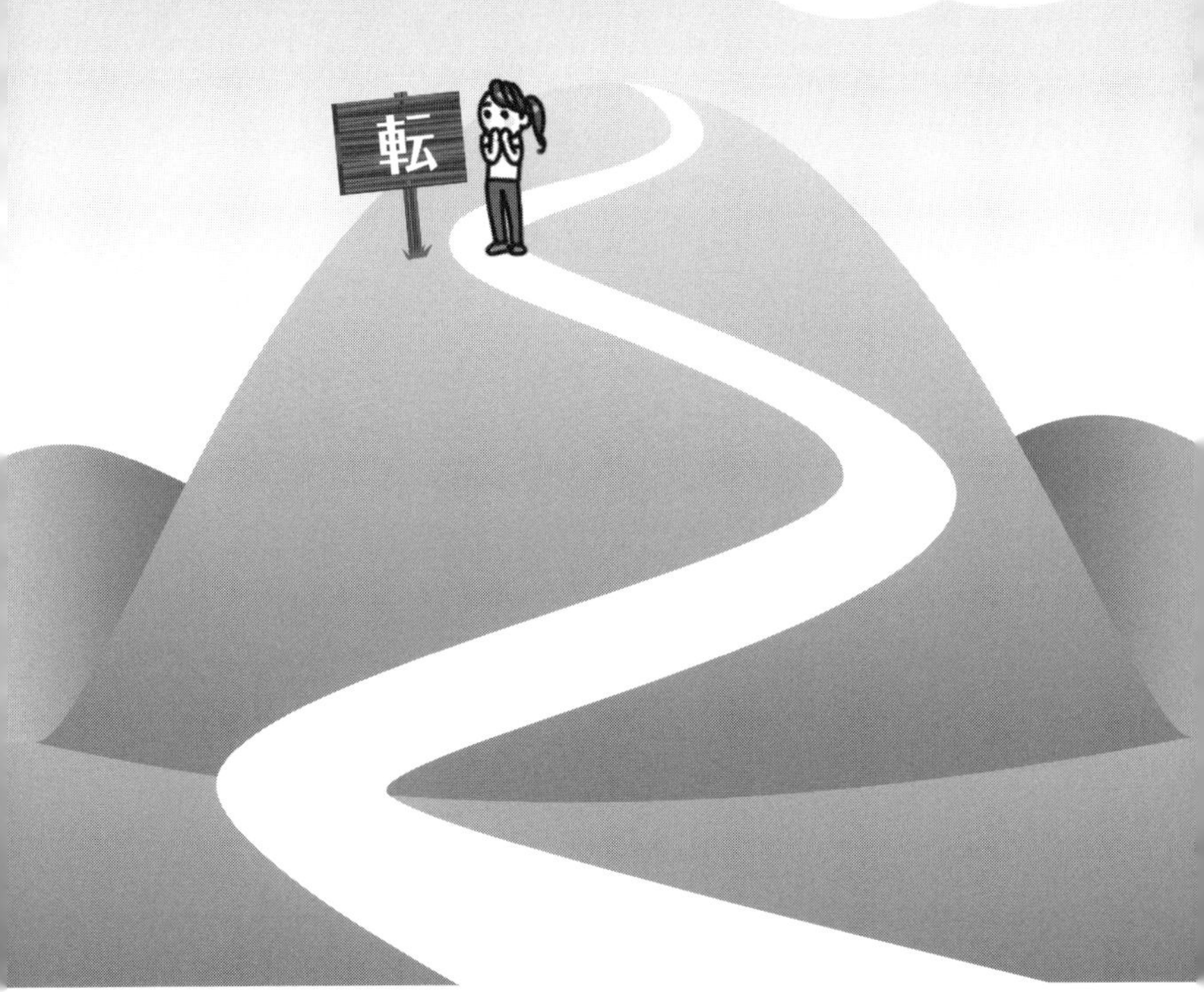

診断がむずかしく、厄介な「関節の病気」

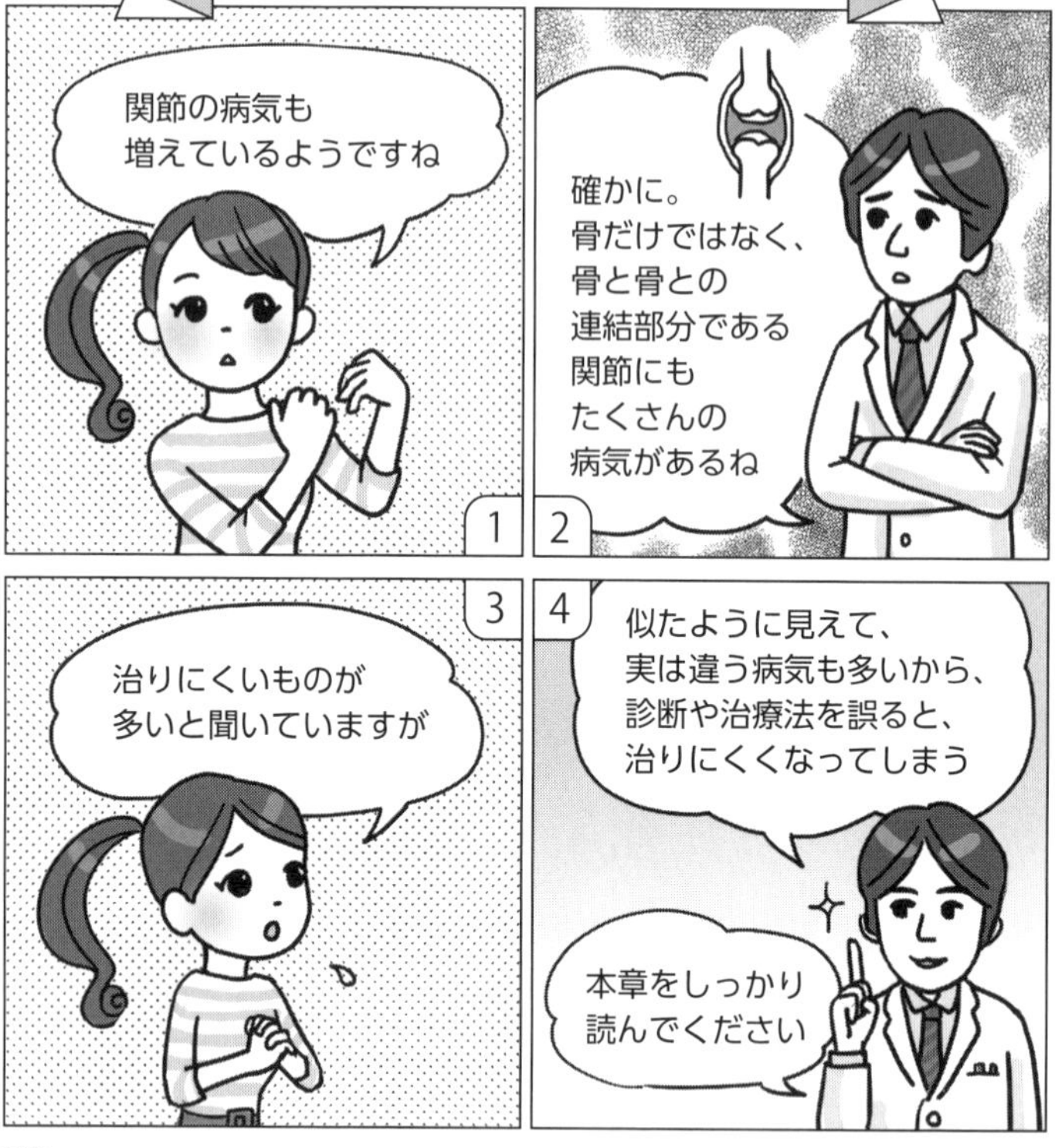
1
関節の病気も
増えているようですね
2
確かに。
骨だけではなく、
骨と骨との
連結部分である
関節にも
たくさんの
病気があるね
3
治りにくいものが
多いと聞いていますが
4
似たように見えて、
実は違う病気も多いから、
診断や治療法を誤ると、
治りにくくなってしまう
本章をしっかり
読んでください

この章では、外来で頻度が高い関節リウマチ、変形性関節症、そして私が患った痛風関節炎を中心に、骨が関係する意外な疾患（歯周病など）も含めて、それぞれの病気の症状や特徴、鑑別の仕方について触れていきます。

さまざまな原因で起こる関節炎

整形外科の外来には、「手が痛い」「指の腫れがひかない」と言って、多くのお年寄りが訪れます。手の指が赤く腫れて痛むのは、指の関節に炎症が起きているからです。指に限らず、関節に炎症が起きる病気を関節炎と言います。

しかし、ひと言で関節炎と言っても、関節炎にはいろいろな疾患があります。

たとえば、細菌やウイルスによる感染性の関節炎もありますし、関節リウマチや全身性エリテマトーデスのような全身性の病気による関節炎もあります。痛風や偽痛風のように結晶性の物質ができて炎症を起こしているもの、変形性関節症のように軟骨や骨の変性によって起きるもの、さらに外傷性のものなど、多岐にわたります。関節に現れる症状は似ていても、原因はさまざまなのです。

したがって関節炎の患者さんが来られたら、その関節炎がどんな病気によって起きているのかを、まず鑑別しなければなりません。原因（病気）によって、治療がまったく異なるからです。

鑑別のポイントになるのは、その関節炎が急性なのか慢性なのか、一つの関節（単関節）に起きているのか複数の関節（多関節）に起きているのか、ということです。

冒頭の手指の関節炎の場合なら、疑われるのは関節リウマチです。患者さんもまず、「関節リウマチですか？」と尋ねます。

しかし、関節リウマチだけではありません。リウマチ性多発筋痛症やヘバーデン結節、変形性関節症でも手指の腫れや痛みは起こります。また、ベーチェット病やＳＬＥ（全身性エリテマトーデス）などの全身病でも、副症状として手指の関節炎が出ます。ですから、その関節炎がなぜ起きているのか、それを突き止めることから、関節炎の治療は始まります。

関節炎は、放置すればどんどん関節が破壊され、変形していきます。誤った診断をして適切な治療がなされなかったら、取り返しのつかないことになってしまいます。診断は関節の症状だけではできません。ですから、痛みがあったらまずは整形外科を受診して、きちんと検査を受けることが大事です。

多くの種類がある「関節炎」

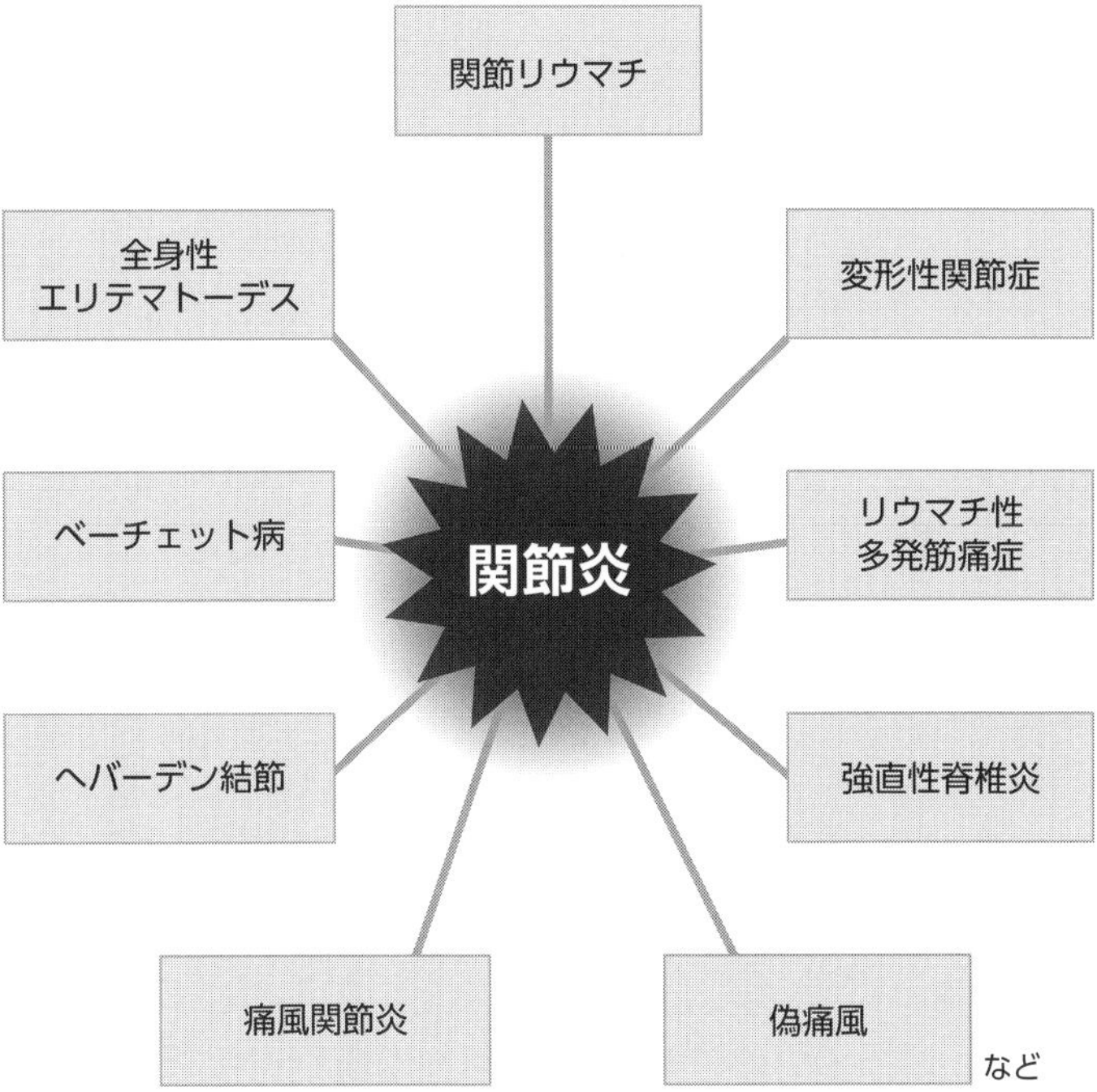

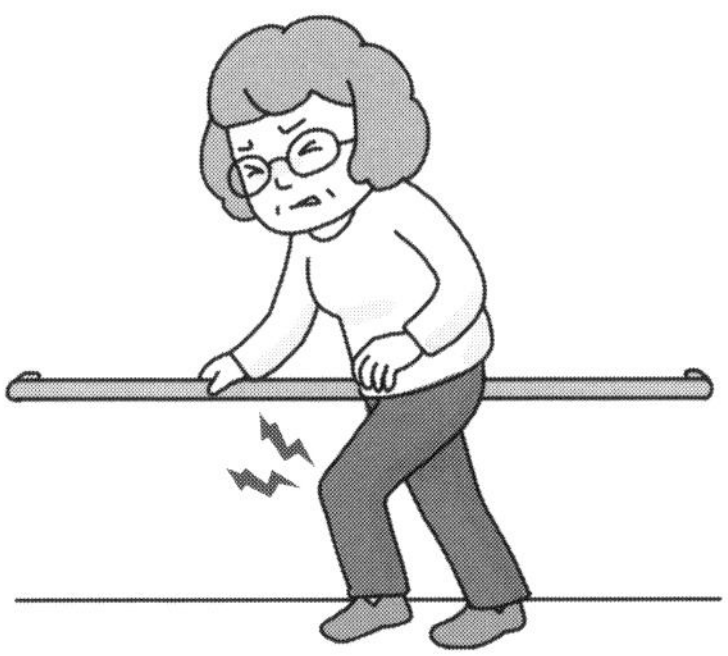

関節リウマチ……全身に症状が出る自己免疫疾患

関節リウマチは関節だけの病気ではなく、全身の病気です。原因はまだわかっていませんが、免疫細胞が自分の体の一部を異物と判断し、攻撃することによって起きる「自己免疫疾患」の一つです。関節に炎症が起きるのは、関節液をつくっている滑膜という組織にリンパ球が集まって、異物を排除するために炎症反応を起こしているからです。

関節リウマチは女性に多く、30代から40代という比較的若い世代に好発します。しかし最近は高齢発症関節リウマチといって、60歳以上で発症するリウマチが増えてきました。高齢発症リウマチは大きな関節に発症することも多く、男性にも発症します。そのため、他の病気との鑑別もむずかしくなります。

関節リウマチになると、はじめは、両方の手や足の指に炎症が起こります。朝の手のこわばりは、その典型的な症状です。ただ、高齢になると誰でも、多かれ少なかれ朝は手がこわばって動かしにくくなりますから、少々手にこわばりがあっても、すぐ関節リウマチに結びつけることはないと思います。

進行すると、しだいに骨や軟骨が破壊され、関節が変形してきます。変形した関節は、治療しても元に戻ることはありません。

また、関節以外に、目や耳や皮膚に症状が出ることも関節リウマチの特徴です。目はブドウ膜炎や結膜炎、耳は耳介炎症、皮膚症状としては皮疹や爪の変形などが出ます。また、尿道炎や手足のむくみ、倦怠感、発熱などを伴うこともありますから、リウマチでは全身状態を見なければなりません。全身症状は誰にでも出るわけではありませんが、他の病気と鑑別するときに役立ちます。ただし、強直性脊椎炎のように、関節リウマチと似たような目の症状や皮膚の症状が出る病気もありますから、注意が必要です。

関節リウマチと言うと、手に症状が出ると思っている人が多いですが、人によっては、ひざや股関節などの大きな関節に炎症を起こすこともあります。ひざ関節に水がたまったり、痛みで動かしにくくなって、変形性膝関節症と似た症状が出ます。関節リウマチは手の指から始まるという先入観があると、リウマチを見逃してしまいます。

また、炎症は足にも肩にもひじにも出ます。肩が痛いから五十肩だと思っていたら、関節リウマチだったということもあります。関節に痛みがあったら自己判断せず、早めに医療機関を受診することが大事です。

◉リウマチの確定診断は厄介!

関節リウマチの検査は、血液検査、レントゲンやＭＲＩ、超音波検査などの画像診断が行われます。リウマチの場合、この検査をすれば必ず診断がつく、という決定的な検査はありません。いろいろな検査をしても、「これはリウマチです」と、はっきり結論を出すのはむずかしいのです。ですから、初診で確定診断できないことも多々あります。

リウマチの診断は、アメリカリウマチ学会の診断基準がベースになっています。血液検査では、ポイントになるのはＲＦ、抗ＣＣＰ抗体、ＭＭＰ－３という三つの数値です。ＲＦはリウマチ因子、抗ＣＣＰ抗体はリウマチに特異的に現れる抗体、ＭＭＰ－３は滑膜組織でつくられる酵素で、炎症がひどくなると増加します。

しかし、いずれも決定的なものではありません。これまでは、リウマチ因子で判断することが多かったのですが、リウマチを発症していても70％の人にしか陽性反応が出ません。それをより確かなものにするために、抗ＣＣＰ抗体などの数値を見ます。

高齢者の場合は、特に診断がむずかしくなります。初期のリウマチでは、リウマチ因子がクリアに出ず、プラスになったりマイナスになったりします。ですから、定期的に検査を受けて再評価する必要があります。

この血液検査を補強するのが画像診断です。レントゲンやMRI、超音波検査で骨の状態を観察し、骨破壊像や炎症像が認められたら、リウマチを疑う必要があります。足が痛くて他院を受診し、尿酸値が少し高めだったので痛風関節炎の治療を受けていた患者さんが、当院でMRI検査をし、リウマチがわかった例もあります。

気をつけたいのは、初診で診断がつかず、消炎・鎮痛剤で様子を見ているうちに病気が進行してしまうことです。定期的に通院していても、医師が変化に気づかず、骨の変形が出るまで見逃してしまうことがあります。不安に思ったら、他院を受診して、セカンドオピニオンを受けるのもいいでしょう。

◉治療は進化している

関節リウマチは、早期に見つけることが肝心です。発症して最初の2年で炎症は急激に進み、その後は緩やかに悪化していきます。関節の破壊も進み、2年を過ぎると深刻になっていきますから、急速に進行する前の初期の段階のうちにリウマチ専門医の治療を受けることをおすすめします。

MRI・超音波は早期診断に有用

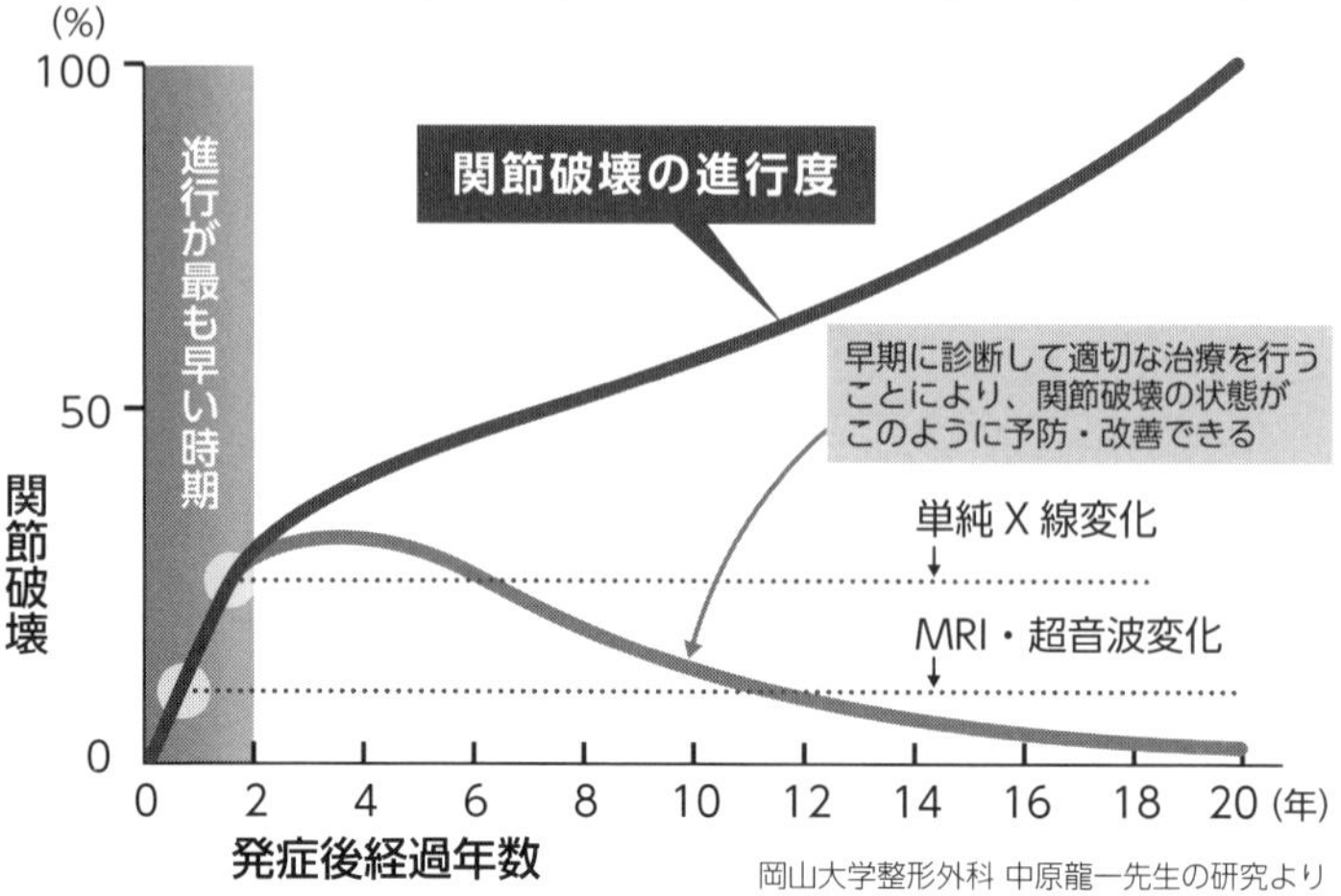

岡山大学整形外科 中原龍一先生の研究より

私は、関節痛や腫れが1か月以上続いたり、リウマチ因子を表す数値（RF、抗CCP抗体、MMP－3）のどれかが陽性になっていたり、画像診断で骨の変形が認められたら、患者さんをリウマチ専門医に紹介しています。

治療は、薬物治療が中心です。以前は痛みや炎症を薬で抑える治療が行われていましたが、現在は病気の進行を食い止めて、関節の破壊を抑える治療が行われるようになりました。治らないと言われていたリウマチが、治る病気に変わりつつあるのです。

痛みを抑える治療としては、ステロイド剤がよく効きますが、だらだら続けていると破壊が進みます。いまは、非ステロイド性消炎・鎮痛剤やステロイド剤から、生物学的製剤（bDMARDs）、分子標的型抗リウマチ薬（tsDMARDs）などの治療に切り替えましょうという流れになっています。生物学的製剤を使うバイオ医療では、バイオシミラー（bsDMARDs）と呼ばれるバイオ医薬品の後続品が、比較的安価な価格で使えるようになりました。

変形性関節症……中高年以降、誰もが危険！

整形外科の疾患で、中高年層にいちばん多いのが変形性関節症でしょう。

関節は、関節を構成している骨同士が直接ぶつかり合わないように、表面が軟骨に覆われています。その軟骨が、加齢や過剰な負荷によって磨耗すると、関節に痛みが出てきます。磨耗した軟骨のかけらが滑膜を傷つけて炎症を起こしたり、軟骨がすり減った骨節同士がこすれて、痛みが出ます。

関節炎をくり返すことによって、関節包が繊維化したり、関節部分の骨が変性して棘のような形をした骨棘《こつきょく》ができると、痛みはさらにひどくなります。また、痛みのために可動域も狭まります。変形性関節症は、以前は関節炎と言われていましたが、非炎症性の疾患なので、現在は関節症と言われています。

変形性関節症は、体重の負荷がかかりやすいひざや股関節に起きることが多く、それぞれ変形性膝関節症、変形性股関節症と呼ばれています。それ以外にも、背骨（脊椎）、肩やひじの関節、手足の指の関節にも起こります。関節リウマチと同様、全身の関節に起きる可能性があり、どちらも女性に多い慢性疾患です。

関節リウマチと変形性関節症のいちばん大きな違いは、関節リウマチが原因不明の全身病であるのに対し、変形性関節症は加齢に伴う疾患で、誰にでも起こりうる可能性があるということです。

両者の鑑別は、血液検査や画像診断で比較的容易にできます。ただし、好発条件が似ているため、併発するケースもあります。両ひざが腫れて痛みがあると言って当院を受診された57歳の女性は、レントゲンや関節液検査などで変形性膝関節症と診断されました。ところがしばらくして、朝の手のこわばりが出て、検査でリウマチ因子の数値が高いことがわかりました。変形性関節症と関節リウマチが重なって発症した例です。変形性関節症でも手の症状が出ますから、こういう症例ではリウマチを見落とす恐れがあります。

変形性関節症の主症状は、関節の痛みと動かしにくさです。動き始めや立ち上がるとき、階段の上り下りなどに痛みがあり、可動域も狭まります。また、関節に水がたまって腫れることもあります。進行すると安静時でも痛むようになり、最終的には骨の変形に至ります。

◉根本的な治療はない！

変形性関節症の診断は、症状を聞いたり患部を診察し、X線検査を行って関節の状態を観察して総合的に判断します。X線検査では、骨棘の有無や関節のすき間の状態、骨の硬化像などを見ます。また、関節リウマチやその他の炎症性疾患と鑑別するために、血液検査や関節液検査を行うこともあります。

しかし残念なことに、この疾患の根本的な治療法はいまのところありません。消炎・鎮痛剤やヒアルロン酸注射などの薬物療法、患部に麻酔薬を入れるブロック注射、サポーターなどを装着する装具療法が中心です。こうした保存療法で改善されない場合は、手術を行います。関節鏡で関節内部を見て軟骨のかけらなどを取り除く関節鏡視下手術や、骨切り術、人工関節置換術などが行われています。

治療と並行して、痛みが軽くなったら運動療法（リハビリテーション）を行います。変形性関節症は筋力の衰えによって起きる疾患でもありますから、関節のまわりの筋力を鍛えたり、関節の可動域を広げるトレーニングを行います。当院では、変形性膝関節症の患者さんに、自宅でできる筋トレとして「招き猫体操」を指導しています（次章参照）。

変形性関節症は生活習慣病の一つですから、普段の生活であまり関節に負担をかけないことも大事です。太っている人は体重を落とし、重いものを持ったり、関節に負担がかかるような運動は避けます。

痛風関節炎……この50年で爆発的に増えた現代病

近年、爆発的に増えているのが痛風です。約50年前（1965年）にはわずか1840人しかいなかった患者が、2013年には106万人を突破しました。なんと、50年間で580倍近くも増えているのです。まさに、現代病を代表する疾患です。

痛風は、正しくは痛風関節炎と言います。血液中の尿酸が高くなり、尿酸塩結晶という結晶になって関節に沈着し、炎症を起こします。痛風発作は急性の痛風関節炎で、「風が吹いても痛い」と言われるほど、激しい痛みがあります。また、発作をくり返すうちに関節に結晶がたまって、関節がふくれてきます。

痛風は圧倒的に男性に多い病気で、患者の9割は男性です。アルコールを好み、おいしいものをたくさん食べる人がかかりやすいことから、かつては「帝王病」とか「ぜいたく病」と言われていました。私は、自分が痛風発作を起こしたとき、「とうとう自分も帝王になったか」と、内心苦笑いしたものです。

歴史をひもとくと、古代マケドニアのアレクサンダー大王、神聖ローマ帝国皇帝のカール5世、フランスのルイ14世、ミケランジェロ、ニュートン、ダーウィンなど、歴史に名を刻んだそうそうたる人物が、痛風に苦しめられたという話が残っています。

私は、そんなにぜいたくな食事をしていたわけではありませんが、同じ食事をしていた母も、私と同じような経過をたどって尿酸値が高くなったので、食事の影響は少なからずあったと思います。

母は私より尿酸値は高かったのですが、痛風発作は起きませんでした。しかし、いつも「腕が痛い」と言っていましたから、ひじの関節に尿酸の結晶がたまっていたのかもしれません。

◉帝王病は、今や生活習慣病！

もうおわかりでしょうが、痛風関節炎はただの関節炎ではありません。背景には、高尿酸血症という全身の病気があります。高尿酸血症とは、血液中の尿酸の濃度が高くなる病気です。血液中の尿酸値は、通常6㎎／dℓ未満にコントロールされていますが、それが7㎎／dℓを超えると、高尿酸血症と診断されます。

この高尿酸血症と診断された患者の1割が、痛風に移行すると言われています。ですから、痛風になったら、痛風の薬を飲むだけでなく、高尿酸血症の治療もしなくてはなりません。尿酸値が高い限り、いつ痛風発作が起きてもおかしくないからです。

最近の学会のトピックスは、高尿酸血症を糖尿病や高血圧と同じように、生活習慣病として考えようという動きが加速していることです。なぜなら、糖尿病や高血圧、肥満、脂質異常症などの生活習慣病を持っている人は、だいたい尿酸値も高いからです。つまり、いずれも原因は同じで、おいしいもの、ぜいたくなものの食べ過ぎなのです。

また、高尿酸血症は、高血圧や糖尿病と同じく、数値が高くても症状があるわけではありません。大半はほとんど無症状の、「サイレント・ディジーズ（沈黙の病）」なのです。

痛風の治療を受けている患者が106万人以上いる一方で、痛風の診断を受けていない高尿酸血症の人は、およそ1000万人いると推定されています。こういう無症候性高尿酸血症の場合、症状がないので検査を受けることもなく、本人が気づかないまま高尿酸血症が進行していくこともあります。それを発見するには、やはり定期的な健康診断が必要です。

昔はぜいたく病と呼ばれた痛風関節炎・高尿酸血症も、いまでは日常的に見かける、ありふれた病気、「コモン・ディジーズ」になりました。その背景には、庶民がぜいたくな食事をごく普通にとるようになったという、食生活の変化があります。

◉尿酸の「体内収支」がカギを握る

痛風発作を引き起こす尿酸は、プリン体という物質が代謝される際につくられる老廃物です。尿酸の材料になるプリン体は、細胞の中にある核酸という物質の構成成分で、遺伝子の本体であるＤＮＡやＲＮＡの中に含まれており、細胞が代謝するときにプリン体が産生されます。

また、生体のエネルギー通貨と呼ばれているＡＴＰ（アデノシン三リン酸）にも含まれており、ＡＴＰがエネルギーとして使われるときもプリン体が出てきます。

プリン体は悪いもののように言われがちですが、実は体にとって必要なもので、これがなければ細胞が成り立ちませんし、エネルギーもつくられません。

このように、プリン体は細胞の構成物質ですから、肉や魚や野菜など、ほとんどの食品に含まれています。しかし、私たちが食品からとるプリン体は全体のプリン体の2割程度に過ぎず、8割は体内で産生されています。

体内でつくられたプリン体も、食べものからとったプリン体も、同じように肝臓で分解され、尿酸になり、尿や便、汗などと一緒に排泄されます。

また、体内の尿酸はすべて血液中に存在しています。通常、血液100㎖に対して、尿酸は7㎎くらいしか血中に溶けません。その濃度を超えて尿酸が血中に存在するようになると、余った尿酸は尿酸塩の結晶になり、関節などにたまっていきます。この結晶が関節の組織を傷つけて、炎症を起こすのです。

つくられた尿酸と排泄される尿酸の量が同じなら、体内の尿酸は常に一定です。ところが、尿酸が過剰につくられたり、排泄の量が低下すると、血中の尿酸が増えてしまいます。尿酸の産生と排泄のアンバランスが、痛風関節炎の原因になるのです。

プリン体は肝臓で分解されて尿酸になる

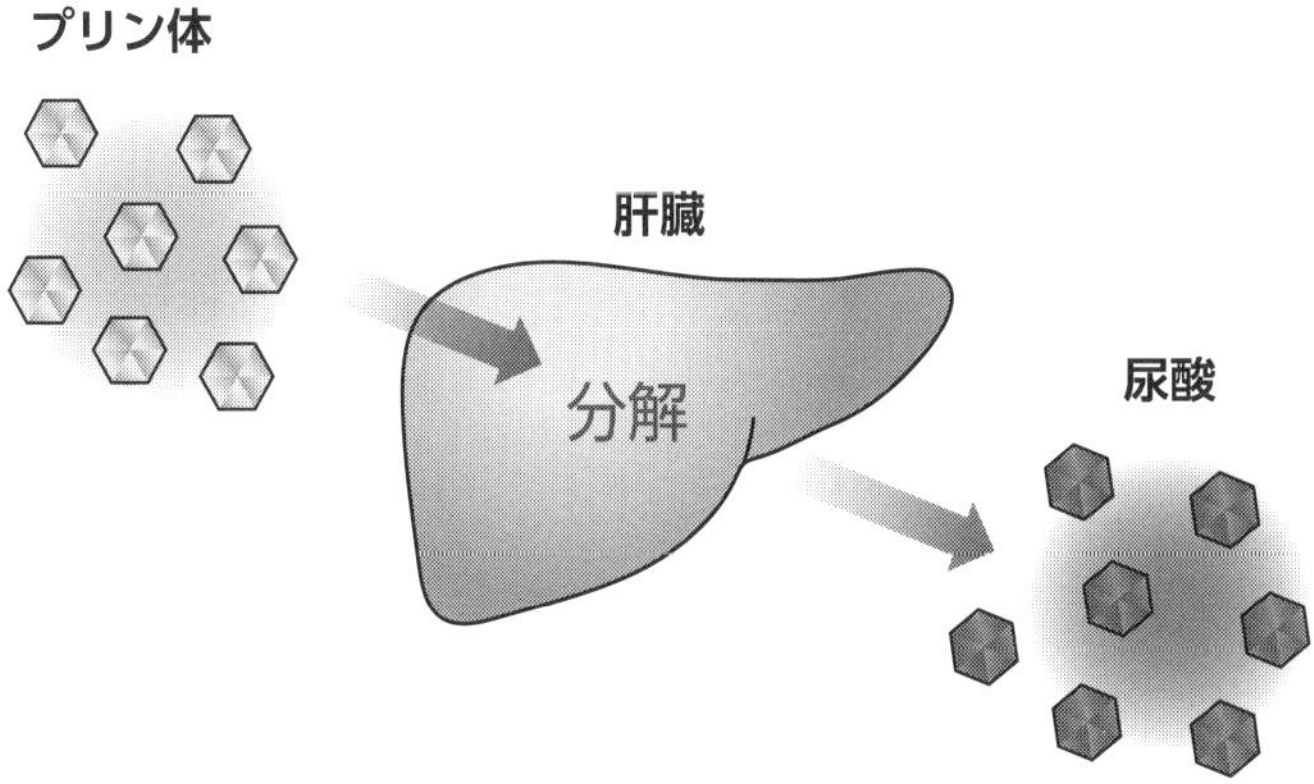

尿酸の理想的な収支バランス

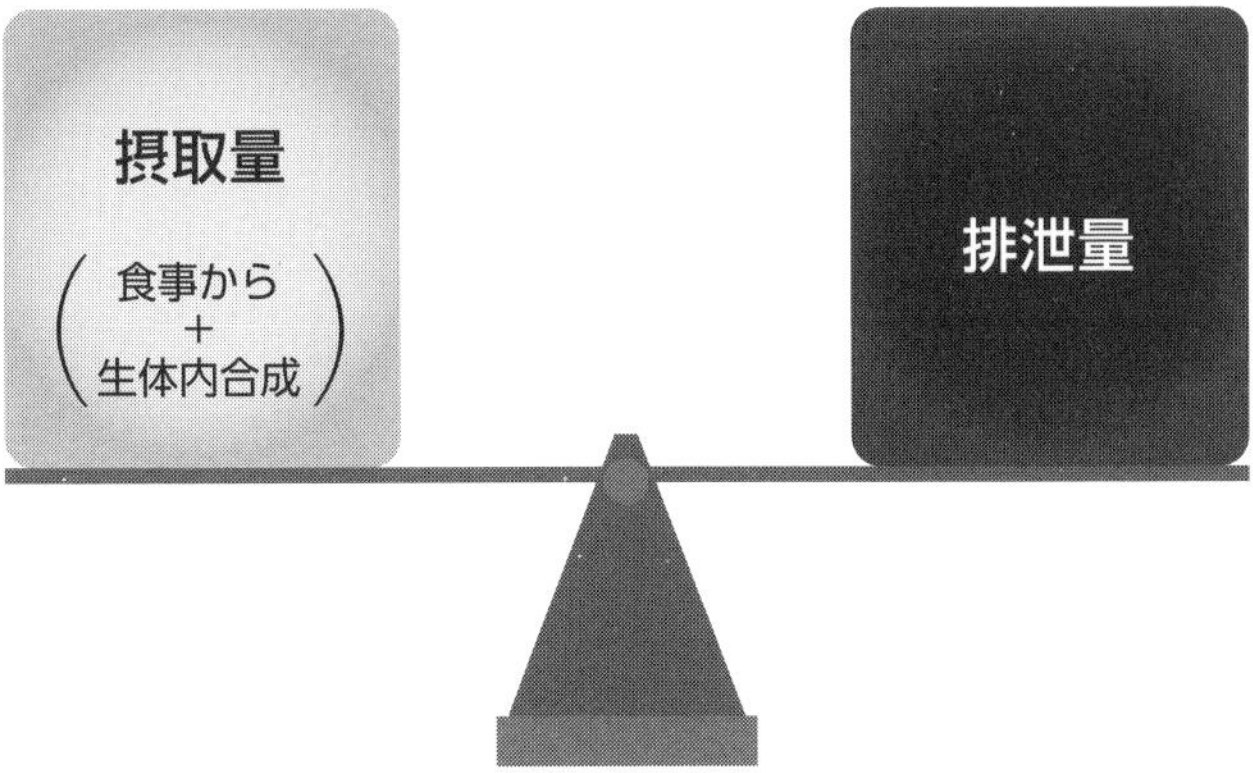

◉我慢できない痛風の発作

痛風の発作は、体験した人ならわかるでしょうが、言葉では言えないほどの激しい痛みがあります。ときには、一歩も歩けないほどの激痛になります。痛みの原因は、関節に蓄積した尿酸の結晶です。

長期間高尿酸血症が続くと、関節を覆っている関節滑膜の部分に結晶が析出して、関節腔の中に剥がれ落ちます。すると、それを異物と認識した白血球が集まってきて、結晶を排除しようとします。そのときに炎症性サイトカインという痛みの物質を大量に出すので、激しい痛みが起こります。

痛風発作がいちばん起こりやすいのが、足の親指の付け根（第一中足趾節関節）です。痛風発作の7割は、ここに起こります。尿酸の結晶は重いので、重力がかかると下に落ち、足にたまります。それで、親指の付け根が第一好発部位になります。

発作は、夜間によく起きます。最初は激しい痛みが起こり、2〜3時間すると熱を持ったように赤く腫れてきます。痛みは時間とともに激しくなっていき、24時間以内にピークに達します。発作は、軽い場合なら2〜3日でおさまりますが、1〜2週間続くこともあります。

発作がおさまると、痛みも腫れも引いて、何事もなかったかのように足はいつもの状態に戻ります。そういう時期がしばらく続くと、2回目の発作が起こります。次の発作が起きるまでの無症状の時期を、「間欠期」と言います。

発作は間欠期を挟んでくり返し起こり、しだいに発作の起きる間隔が短くなっていきます。また、別の関節に発作が起きることもあります。足の親指以外で起こりやすいのは、足の甲や足首（くるぶしやアキレス腱）、手首、手の指の関節、ひじ関節などです。時間の経過とともに、急性関節炎は慢性関節炎に移行していき、発作は複数の関節で起きるようになります。

こうして関節炎が長引き、尿酸塩結晶の蓄積が進むと、手足の関節がコブ状にふくらんできます。これを、「痛風結節」と言います。結節は、血流が乏しくて体温が低く、力学的な刺激を受けやすいところによくできます。関節以外に、耳たぶにできることもあります。

結節になっても痛みはありませんが、それが大きくなると関節が自由に動かせなくなったり、骨が変形してきます。また、腎臓に結晶がたまって「痛風腎」になると、腎不全に進んでしまうこともあります。

しかし、現在では尿酸値を下げる治療が確立されており、痛風結節ができるまで進行する例は少なくなっています。

なお、痛風に似た病気に、「偽痛風」があります。痛風と同じように、突然関節に激痛が走る病気です。発症部位は親指の付け根とは限らず、ひざや手首、足首、肩などいろいろなところに発生します。これも結晶性の炎症ですが、尿酸塩結晶ではなく、ピロリン酸カルシウムの結晶が多いようです。また、血液検査をしても尿酸値は高くありません。この病気は、痛風だけでなく、関節リウマチや変形性関節症との鑑別も必要になります。

◎プリン体の多い食事と過食に注意

痛風は生活習慣病の一つですから、日々の生活習慣も大事です。特に影響が大きいのは、食事と運動です。

痛風に悪い食事といえば、プリン体です。食事からとるプリン体は2割とはいえ、やはりとり過ぎれば血中尿酸値が上がり、痛風のリスクを高めます。プリン体の1日の摂取量の目安は400㎎／dℓですから、それを超えないように意識します。

プリン体は、ほとんどの食品に含まれています。その中でも注意しなければならないの

食品のプリン体含有量（100g あたり）

極めて多い（300mg〜）	鶏レバー、マイワシ干物、イサキ白子、アンコウ肝酒蒸し
多い（200〜300mg）	豚レバー、牛レバー、カツオ、マイワシ、大正エビ、マアジ干物、サンマ干物
少ない（50〜100mg）	ウナギ、ワカサギ、豚ロース、豚バラ、牛肩ロース、牛タン、マトン、ボンレスハム、プレスハム、ベーコン、つみれ、ホウレンソウ、カリフラワー
極めて少ない（〜50mg）	コンビーフ、魚肉ソーセージ、カマボコ、焼きちくわ、カズノコ、スジコ、さつま揚げ、ウインナーソーセージ、豆腐、牛乳、チーズ、バター、鶏卵、トウモロコシ、ジャガイモ、サツマイモ、米飯、パン、うどん、そば、果物、キャベツ、トマト、ニンジン、ダイコン、白菜、海藻類

「高尿酸血症・痛風の治療ガイドライン第２版」より

が、肉類や魚介類です。多いのはレバーや白子、魚の干物、あんこうの肝などです。野菜や穀類、乳製品にはそれほど多くありません。ただし、果物には気をつけてください。果物に含まれる果糖の摂取量が多くなるほど、尿酸値も高くなることがわかっています。母や私の尿酸値が上がったのも、振り返れば果物の食べ過ぎだったと思います。

また、アルコールも要注意です。ビールが痛風によくないことはよく知られています。これは原料のホップにプリン体が多いからで、大瓶１本飲むと、プリン体を50㎎も摂取してしまいます。

ビールだけでなく、アルコール自体も尿酸を増やします。アルコールを代謝したときに尿酸がつくられたり、利尿作用に尿酸を濃縮させる働きがあるからです。ですから、どんなアルコールでも飲み過ぎは禁物です。

最近はプリン体の制限とともに、カロリー制限も重視されるようになりました。高尿酸血症の人は、たいてい太っています。食べるものが多ければ、プリン体の量も比例して増えるからです。1日の摂取カロリーを半分に減らせば、単純にプリン体も半減させられる可能性があります。

◉激しい運動も危険

私もそうでしたが、尿酸値はそんなに高くないのに、痛風になる人がいます。その原因になるのが運動です。

私の知り合いの脳外科の教授は、日常的に運動で体を鍛えており、体型もスリムです。ある日彼の歩き方を見て、すぐに痛風だとわかりました。痛風の人は親指が痛くて床につけないので、独特の歩き方をします。教授に「痛風ですか」と聞くと、「尿酸値は低いけど、走るからね」と笑っていました。

運動は、軽度の有酸素運動なら、高尿酸血症はもちろんのこと、メタボの解消や糖尿病、高血圧の改善に有効ですが、激しい運動や無酸素運動は、痛風を悪化させる原因になります。なぜなら、激しい運動は短時間に大量にエネルギーを消費するので、先ほど触れたエネルギーの元であるATP（アデノシン三リン酸）が大量に使われて、多くの尿酸がつくられるからです。

また、激しい運動をすると大量の汗をかきますが、汗をかくと一時的に脱水状態になり、血中の尿酸値が高くなって痛風のリスクを高めます。

さらに、激しい運動をすると、筋肉の中で乳酸がつくられます。乳酸が増えると、腎臓からの尿酸の排泄を妨げるのです。ですから、激しい運動はやめましょう。また、運動の前後に十分な水分の補給も必要です。

◉痛風と高尿酸血症の治療

痛風の治療は、痛風関節炎の治療と高尿酸血症の治療を行います。前者は、痛風発作を起こしたときの治療、後者は痛みのない時期の治療です。それぞれの治療を簡単に説明しましょう。

・痛風関節炎の治療

①初期の痛風発作

発作が起きる予兆を感じたときや、発作の初期の段階では、コルヒチンという薬を1錠服用します。この薬は、医聖と呼ばれるヒポクラテス（紀元前5世紀）がイヌサフランから抽出した痛風治療薬、コルチカムという薬と同じです。２５００年も前に痛風の薬が発見され、いまも使われているのは、驚くべきことです。

私も痛風発作が起きたときにこの薬を飲みましたが、痛みは消えませんでした。飲む量が足りないと思って2錠に増やしたところ、逆に痛みが強くなってしまいました。薬で結晶が溶けると、白血球を刺激して炎症性サイトカインを出させるので、痛みがよけい強くなるのです。それは、薬が効いている証拠かもしれません。しかし、皆さんは勝手に薬を増やしたりしないでください。

②痛みの激しいとき

痛みがピークを迎えて我慢できなくなったときは、発作を抑える薬を服用します。これは非ステロイド性抗炎症薬（ＮＳＡＩＤｓ）です。重症のケースでは、多量のＮＳＡＩＤｓを内服で投与するパルス療法を行います。それでも効果がない場合は、ステロイド療法を行います。投与方法は、経口、点滴、関節腔内注射などがあります。

痛風関節炎の治療は、痛風発作がおさまったら止めます。

・高尿酸血症の治療

痛風発作を起こしたときは、尿検査や血液検査、X線検査などを行い、痛風関節炎かどうか調べます。痛風関節炎であることが確認できたら、尿酸クリアランス検査を行います。その結果によって尿酸を生成しにくくする薬にするか、尿酸の排泄を促す薬にするか決めます。尿酸生成抑制剤には、アロプリノールやフェブキソスタット、排泄促進剤にはベンズブロマロン、プロベネシドなどがあります。

高尿酸血症の治療は、痛風発作がおさまったら開始します。

肩と手の関節炎……五十肩と腱鞘炎

関節炎と言うと、ひざや股関節、足など、下半身の関節の炎症に目が向きがちですが、手や肩にも起きます。これまで見てきたように、関節リウマチや変形性関節症、痛風関節炎、偽痛風、その他の関節炎でも、手や肩やひじに起きますが、ここでは単独で肩と手に起きる関節炎、五十肩と腱鞘炎について触れたいと思います。なぜなら、どちらも、誰でもかかる可能性がある、非常に身近な「コモン・ディジーズ」だからです。

五十肩（肩関節周囲炎）……何歳になっても気をつけたい

50代以降の人なら、おそらく多くの人が経験したことがあるであろう五十肩。40代で起きる人もいて、昔は四十肩とも言いました。実は私もいま、パソコンのやりすぎで肩の周囲に炎症を起こしています。この肩の周囲の炎症が強くなったものが五十肩です。

ある会合で五十肩が話題になったことがありました。その席に参加していた看護師のAさんが、右肩が痛くてブラジャーのホックをとめられないというのです。白衣の着脱も不自由で、毎日苦労しているとのこと。その場にいた一同が口をそろえて、「それは五十肩だ！」ということになり、大いに場が盛り上がりました。

五十肩は、医学的には「肩関節周囲炎」と言います。思い当たる原因がないのに、ある日突然、腕が上がらなくなったり、肩に痛みを感じます。人によっては、しびれを感じることもあります。腕を下ろしているときや、動かしていないときは何の症状もありませんが、モノを持ち上げようとしたり、後ろに腕を回した瞬間、激しい痛みに襲われます。

五十肩の病態

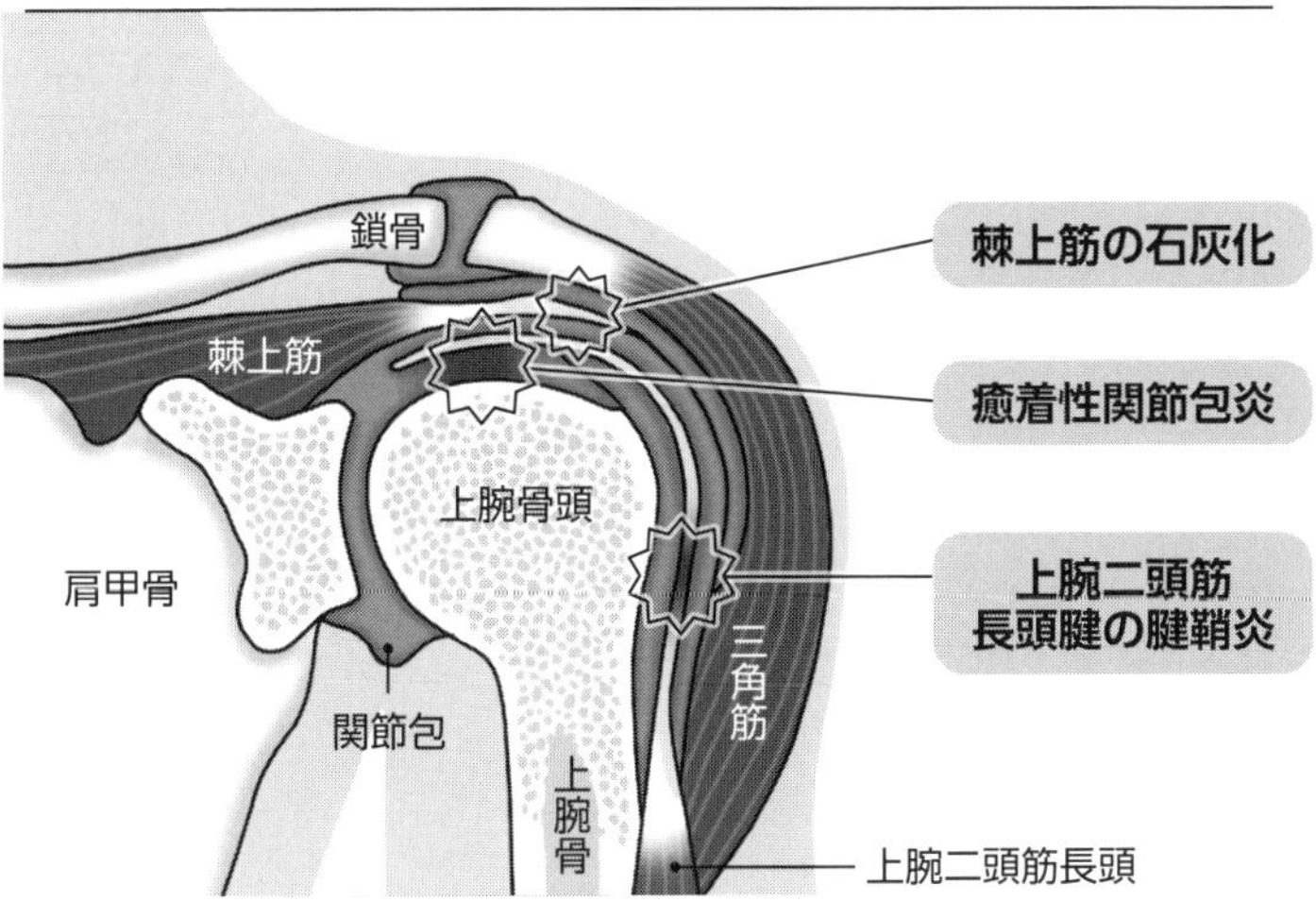

好発年齢は40代50代で、特に50代に多いことから、五十肩と呼ばれています。しかし60代でも起きることがあり、仮に60代70代で起きたとしても、やはり五十肩ということになります。

五十肩は、通常、両肩同時に起きることはなく、片側だけが痛くなります。それが治った後に、時間をおいて、もう片方が痛くなることもあります。

また、一度五十肩になった側の肩が、再び五十肩になることもあります。

五十肩は、肩関節周囲炎という名前のとおり、肩関節の周囲の組織に炎症が起きる疾患です。肩関節は上腕骨、肩甲骨、鎖骨の三つの骨で支えられており、肩甲骨の端の関節窩というくぼみに、上腕骨の骨頭がはまっています。肩関節はそのはまりが浅くて不安定な上に、体の中でいちばん可動域の広い関節です。それをカバーしているのが、周囲の組織です。

肩を酷使すると、関節包や腱板や筋肉に損傷や炎症が起こり、痛みが出たり、可動域が狭くなります。また、その炎症が周囲の筋肉に広がっていくこともあります。

経過は人によって異なりますが、急性期の激しい痛みや腫れや熱感が5～6日続いた後、慢性期に入ります。慢性期になると激しい痛みは落ち着きますが、周辺の組織が癒着して肩や腕が動かしにくくなり、無理して動かすと痛みが出ます。慢性期は6か月～1年くらい続き、回復期に至ります。

◎腱板断裂に注意

五十肩で大事なことは、他の病気との鑑別です。五十肩は、基本的には、時が来れば自然に治癒します。しかし、五十肩だと思って放置していたら、別の病気だったということもありますから、肩に痛みや可動域制限があったら、医療機関を受診して五十肩の診断を受けることも大事です。

肩が痛くなる疾患には、腱板断裂、石灰性腱炎、変形性肩関節症、頸椎疾患、腫瘍性疾患などがあります。特に紛らわしいのが腱板断裂で、痛みが長引くときは腱板断裂が疑われます。

五十肩も腱板断裂も肩の痛みと可動域制限がありますが、痛みの出方が少し違います。五十肩では痛みが出た時点で腕を上げられなくなりますが、腱板断裂は腕を上げている途中で痛みが出ます。この二つは、問診などのほか、X線撮影、MRI、超音波検査などの画像診断で鑑別できます。

治療には、痛みの緩和として、非ステロイド系の消炎・鎮痛剤（NSAIDs）を用います。内服薬だけでなく、外用貼付剤（パップ剤やテープ剤）も遜色のない効果が認められています。痛みが和らいできたら、リハビリ（運動療法）を開始します。肩を温めながら、無理のない範囲で肩を動かし、可動域を広げていきます。

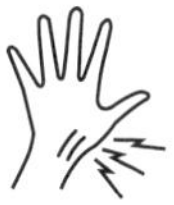

腱鞘炎……バネ指に進行することも

手を使いすぎると、腱鞘炎を起こします。これは手の指が痛くなって動かしにくくなる疾患で、比較的よく耳にする名前だと思います。しかし、「腱鞘」とは何でしょう。腱鞘炎は知っていても、腱鞘まで知っている人は少ないのではないでしょうか。

手の指の関節を動かしているのは筋肉です。筋肉の両端には腱という紐状の組織があって、骨にくっついています。腱は骨と筋肉を結びつけている組織で、筋肉の力を手の先まで伝えています。手の指は、腱があるから自由に曲げ伸ばしできるのです。

この腱が骨から離れないように、鞘《さや》のように腱を包んでいるのが腱鞘です。指を曲げたり伸ばしたりすると、腱も一緒に動いて腱鞘の中を行ったり来たりします。そのときに、腱鞘の滑りが悪かったり、腱鞘との隙間が狭かったりすると、腱が腱鞘にこすれて炎症を起こします。これが腱鞘炎です。

原因は、指の関節の使いすぎです。パソコンの使いすぎ、文字の書きすぎ、ピアノの弾きすぎなど、いろいろなケースで腱鞘炎は起こります。

腱鞘炎になると、炎症を起こしている部位を動かしたり触ったりしたときに、痛みが出ます。炎症が進行すると痛みも強くなり、ひきつるような痛みに変わります。また、炎症を起こしているところが曲がったり、動かしにくくなります。

腱鞘炎がさらに進むと、バネ指になります。バネ指は、指の付け根に痛みや腫れがあるだけでなく、指がカクンとバネのようにはねるので、バネ指と言います。腱鞘に腱がこすれて腱の一部に炎症が起きると、腫れた腱が腱鞘に引っかかって、スムーズに動かなくなります。指を動かそうと力を入れると、腱の腫れた部分がカクンとはねるように腱鞘を通過するために、バネ指が起こります。

◉腱鞘炎もバネ指も安静第一

腱鞘炎を起こしたら、安静が第一です。なるべく指は動かさず、炎症がおさまるのを待ちます。手をどうしても使わなければならないときは、休ませながら使ってください。初期のうちなら、保冷剤や氷をタオルに包んで冷やすのも有効です。

また、適度に指をストレッチするのも、効果的な場合があります。ただし、絶対にやりすぎないでください。

治療には、消炎・鎮痛剤を用います。外用薬だけでなく、内服もします。痛みが強いときは、患部の腱鞘に麻酔薬を混ぜたステロイド剤を注射します。これは劇的に効いて、2～3週間で症状が改善します。効果は、長くて半年ほど持続します。

それでも良くならないときは、厚くなった腱鞘を切り開く手術を行います。手術をしても、手の機能に問題が起きることはありません。

最後に、歯の病気も忘れるわけにはいきません。そう、「歯周病」も立派な骨の病気なのです。

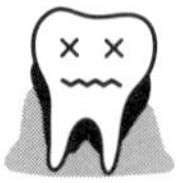

歯周病……歯と歯槽骨を守ろう

最近、口腔ケアの重要性がいろいろなところで言われるようになりました。医療機関では、手術を受ける前に歯科を受診して、お口の中をきれいにしてから手術を受けるという流れができ上がっています。

当院も２０１８年の４月から歯科を開設し、人工関節手術を受ける患者さんには全員、手術の前に歯科を受診していただき、口腔ケアを行っています。むし歯や歯周病があったら治療し、歯石の除去などをして、口の中を清潔な状態にしてから手術に臨んでいただきます。

口の中は、１mgの歯垢に１億個の細菌がいると言われるほど、細菌だらけです。それらの菌が血液の中に入り、血流に乗って人工関節のところに行き、そこにたまってしまうと感染症を起こす危険があります。人工関節は血流がないので免疫の機能が働かず、感染症を起こしやすいのです。

また、歯周病が全身性の疾患に影響を与えていることも広く知られるようになってきました。歯周病の菌は、血液の中に入って全身をめぐり、いろいろな病気の発症に関わっていることがわかってきたのです。

◉歯周病は歯槽骨を溶かしてしまう

歯科疾患実態調査（２００５年）によると、15歳以上の約32・６％は、歯周病にかかっているそうです。これを患者数に換算すると、３７００万人以上にのぼります（２００７年３月総務省統計局人口推計月報より算出）。日本人の、なんと３人に１人が歯周病にかかっている計算になります。

当然のことながら、歯周病は高齢になるほど増えていきます。先ほどの歯科疾患実態調査では、55～64歳の歯周病有病率は84・８％。60歳を超えたら、ほとんどの人が歯周病と言ってもいいくらい、歯周病は広く蔓延している疾患なのです。

言うまでもないことですが、歯周病は感染症です。口の中には３００～５００種類の細

歯周病の進行

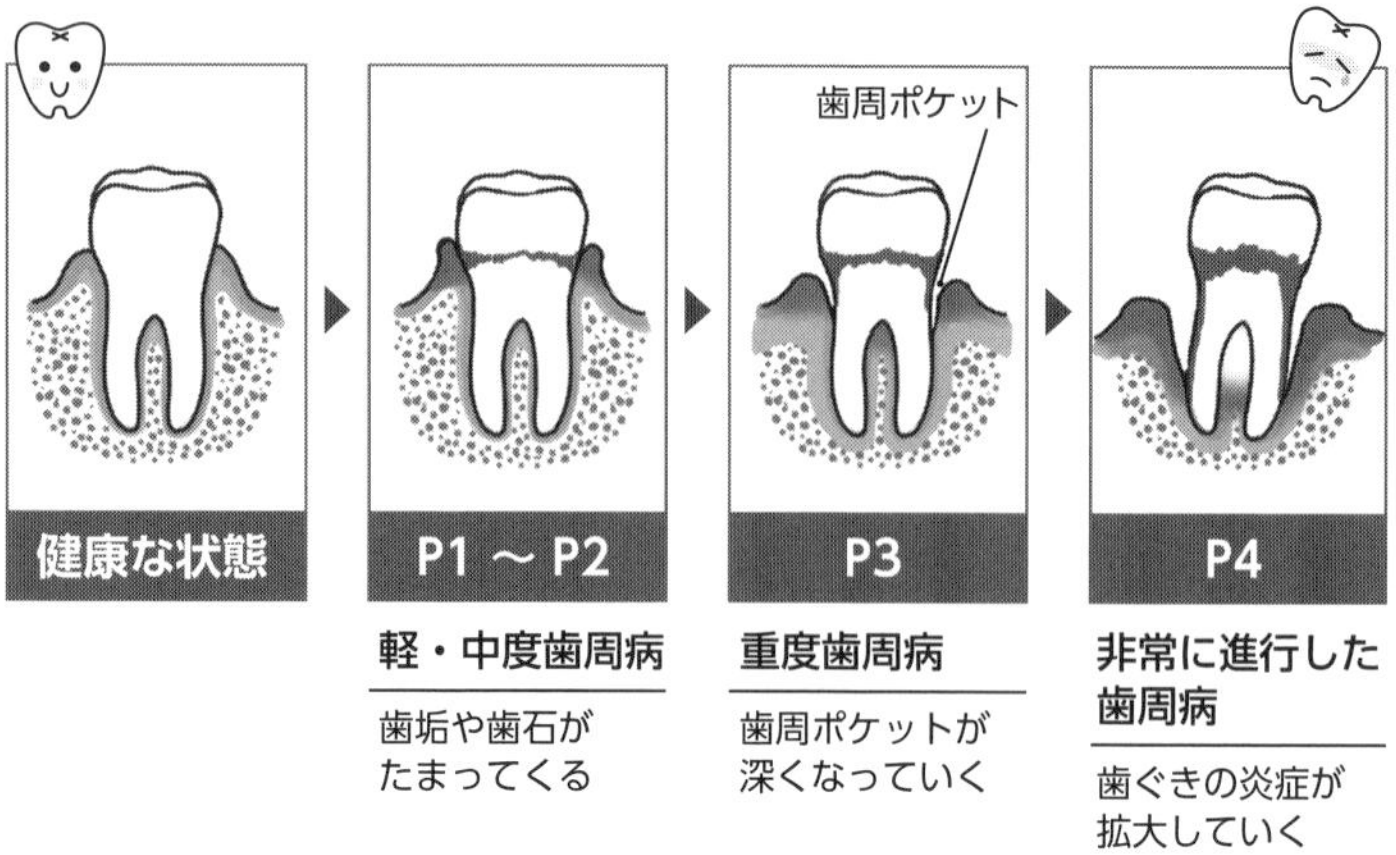

菌が棲んでいると言われますが、それらの一部の菌が歯と歯肉のわずかな境目に入り込み、歯肉に炎症を起こします。これが初期の歯周病で、歯肉炎と言います。

歯肉炎が進行すると、歯と歯肉の境目が深くなり、歯周ポケットという隙間ができます。歯周ポケットに入った細菌は歯垢をつくって棲みつき、毒素を出してどんどん炎症を広げていきます。

炎症が進行して、歯根膜や歯槽骨などの歯周組織まで炎症が広がった状態を歯周炎と言います。そして最終的には、歯を支えている歯槽骨を溶かして、歯が抜け落ちてしまいます。

以前は、歯の喪失といったら、ほとんどが

むし歯によるものでした。しかし現在では、歯を失ういちばんの原因は歯周病で、全体の喪失歯の42％は歯周病によるものです（2005年「永久歯の抜歯原因調査報告書」）。しかも、歯周病によって抜けた歯は、むし歯と違って健康です。歯周病になると、健康な歯をみすみす失ってしまうことになるのです。

さらに、歯を失った歯槽骨はもはや無用のものになり、組織に吸収されてなくなってしまいます。こうして歯槽骨が溶けてしまうと、あごは薄くなり、弱くなってしまいます。

歯周病は、初期のうちはほとんど自覚症状がありません。知らないうちに進行しているので、「お口の中のサイレント・ディジーズ（沈黙の病）」と呼ばれています。しかし、まったく自覚症状がないわけではありません。

次のような症状があったら、歯肉炎が起きている可能性があります。

・朝起きたとき、口の中がネバネバする。
・歯ぐきが赤く腫れている。
・歯磨きをすると、歯ぐきから出血する。
・硬いものを噛むと、歯ぐきが痛い。
・冷たいものを飲むとしみる。

・歯が長くなってきた。
・口臭があると指摘されたことがある。
この段階で治療を受け、ケアすれば、歯周病を治すことができます。

◉歯周病は全身疾患を引き起こす

歯周病が怖いのは、歯を失ったり、歯槽骨を溶かすことだけではありません。全身の健康状態や、全身性の病気に関わっていることです。それが明らかになったのは、1990年代後半以降のことで、全身の健康を守るために、お口の健康がいかに大事か、広く知られるようになりました。

歯周病になると、歯周ポケットと呼ばれる深い溝ができます。歯周病菌は酸素を嫌うので、歯周ポケットからどんどん奥に入って増殖し、容易に血管の中に入り込みます。血管に入った菌や菌が出す毒素は、血流に乗って全身をめぐり、さまざまな悪さをします。

また、炎症が起きているところではサイトカインという物質がつくられて、歯肉の血管から血液の中に入っていきます。これも全身をめぐって、体に悪影響を与えます。

これまでに、次のような病気との関わりが指摘されています。

・**糖尿病**

よく知られているのが、糖尿病と歯周病の関係です。以前から、糖尿病患者は歯周病にもかかっていることが多いという疫学調査の結果があり、歯周病になると糖尿病の症状が悪化することも明らかになっていました。糖尿病と歯周病は相互に影響し合っており、最近では、歯周病は糖尿病の合併症の一つと捉えられています。

血管内に入った歯周病菌の毒素は、インスリンの働きを阻害するＴＮＦ－αというサイトカインの産生を促すことがわかっています。そのため、歯周病のある糖尿病患者は血糖をコントロールしにくく、血糖値が改善しにくいことがわかっています。

・**心血管疾患（狭心症・心筋梗塞）**

血管内に侵入した歯周病菌や毒素が血流に乗って冠動脈の中に入ると、その刺激によって動脈硬化を誘導する物質が出ます。すると、血管内にプラーク（動脈硬化の原因になる粥状アテローム）がたまり、動脈硬化が加速します。その結果、冠動脈が狭くなったり、プラークが剥がれて血栓になったり、血管の細いところで詰まったりします。こうして、狭心症や心筋梗塞が発症しやすくなります。歯周病にかかっていると、心血管疾患の発症リスクは１・15～１・24倍高まるとされています。

・骨粗鬆症

閉経後、骨粗鬆症の原因になる女性ホルモン（エストロゲン）の欠乏は、歯周病にも影響します。エストロゲンの分泌が低下すると、全身の骨がもろくなりますが、歯を支える歯槽骨ももろくなり、歯を喪失しやすくなります。歯の喪失と骨密度には関連があるという研究報告もあります。

また、エストロゲンが減少すると、歯周ポケット内で炎症を起こす物質がつくられて、歯周病の炎症を悪化させるとも言われています。いずれにしても、エストロゲンの減少は骨粗鬆症にも歯周病にも影響し、歯周病があると骨粗鬆症も進行しやすくなるのです。

・誤嚥性肺炎

高齢者の肺炎のほとんどは、誤嚥性肺炎です。嚥下《えんげ》機能が低下している高齢者は、食べ物などを誤って気管に飲み込んでしまいます。そのとき、食べ物と一緒に口の中の菌を飲み込むと、免疫力も低下しているので、肺で炎症を起こしやすくなります。誤嚥性肺炎の原因となる細菌の多くは、歯周病菌だという報告もあります。

高齢者に口腔ケアを行うと、歯周病菌などの細菌が減少し、肺炎の発症率が下がるそうですから、口腔ケアは人の命を守るのです。

・**関節炎**

関節炎を引き起こす黄色ブドウ球菌や連鎖球菌などは、口腔内に存在します。これらの菌や、歯周炎によってつくり出された炎症物質が血液内に入り込み、関節に届くと炎症を起こすことがあります。人工関節なら、そのリスクはさらに高くなります。

以上の疾患以外に、歯周病による慢性炎症がメタボリック・シンドロームに悪影響を与えているという指摘もあります。

このように多くの疾患が、歯周病によって引き起こされたり、助長されたりしているのです。口腔ケアがいかに大事かがわかります。

◎口腔ケアで健康を守る

歯周病は、歯の周囲の組織が炎症によって破壊される病気です。それを防いだり、進行を止めるためには、歯や歯槽骨を守るだけでなく、周囲の組織のケアもする必要があります。

ポイントは、プラークコントロールです。プラークとは歯垢のことで、細菌や、細菌がつくり出した生成物の塊です。これを放置しておくと細菌がさらに増殖し、その過程で酸を出して歯を溶かしたり、歯と歯ぐきの間に侵入して炎症を広げます。この歯垢の固まったものが歯石で、歯石になると歯磨きでは取れなくなります。

ですからプラークのうちに、きれいにお口の中を清掃して、プラークがたまらないようにすることが大事です。そのためには、丁寧なブラッシングが欠かせません。

プラークコントロールを効果的にするには、歯科でプラークがどれくらい付着しているか、染色液を使って調べてもらうといいでしょう。プラークが付着しているところは、染色液で赤く染まります。そこを丁寧にブラッシングします。

私は、朝起きたときと寝る前の一日2回、ブラッシングをしていますが、夜のブラッシングは8分間します。歯科の医師によると、食後の歯磨きにはそれほどこだわる必要はないそうで、それよりも一日1回、8～10分くらい、しっかりと丁寧に磨くのがいいようです。

磨き方は、かかりつけの歯科医から直接指導を受けるといいと思いますが、私は歯ブラシを軽く持ち、あまり力を入れず上下に動かして、一本一本丁寧にブラッシングしています。特に内側を意識して磨きます。また、必ず歯間ブラシなどで歯間もお掃除します。

8分間ブラッシングをすると、歯がツルツルして、汚れが落ちた感じがします。私は、テレビのレギュラー番組に出る前も、マナーとして必ず、8分間ブラッシングしています。口腔ケアをしっかりしていると気持ちがいいし、人前で自然に笑顔が出ます。

　あのイチロー選手は、一日5回歯磨きをしているそうです。朝起きた後、練習後のシャワー中、帰宅後、夕食後、寝る前の5回です。1994年には、日本歯科医師会主催のベスト・スマイル・オブ・ザ・イヤーにも選ばれました。アスリートにとって、歯は命。瞬時に力を発揮できるのも、正しい噛み合わせと健康な歯があるからです。

　さて、みなさんの歯は、どうでしょうか。歯肉炎の段階なら、こうした口腔ケアで十分戻る可能性があります。歯周炎まで行ってしまったら、一日も早く歯科を受診して、正しいケアを行ってください。

結章

Let's Try!
骨年齢を10歳若返らせる食事と「骨トレ」

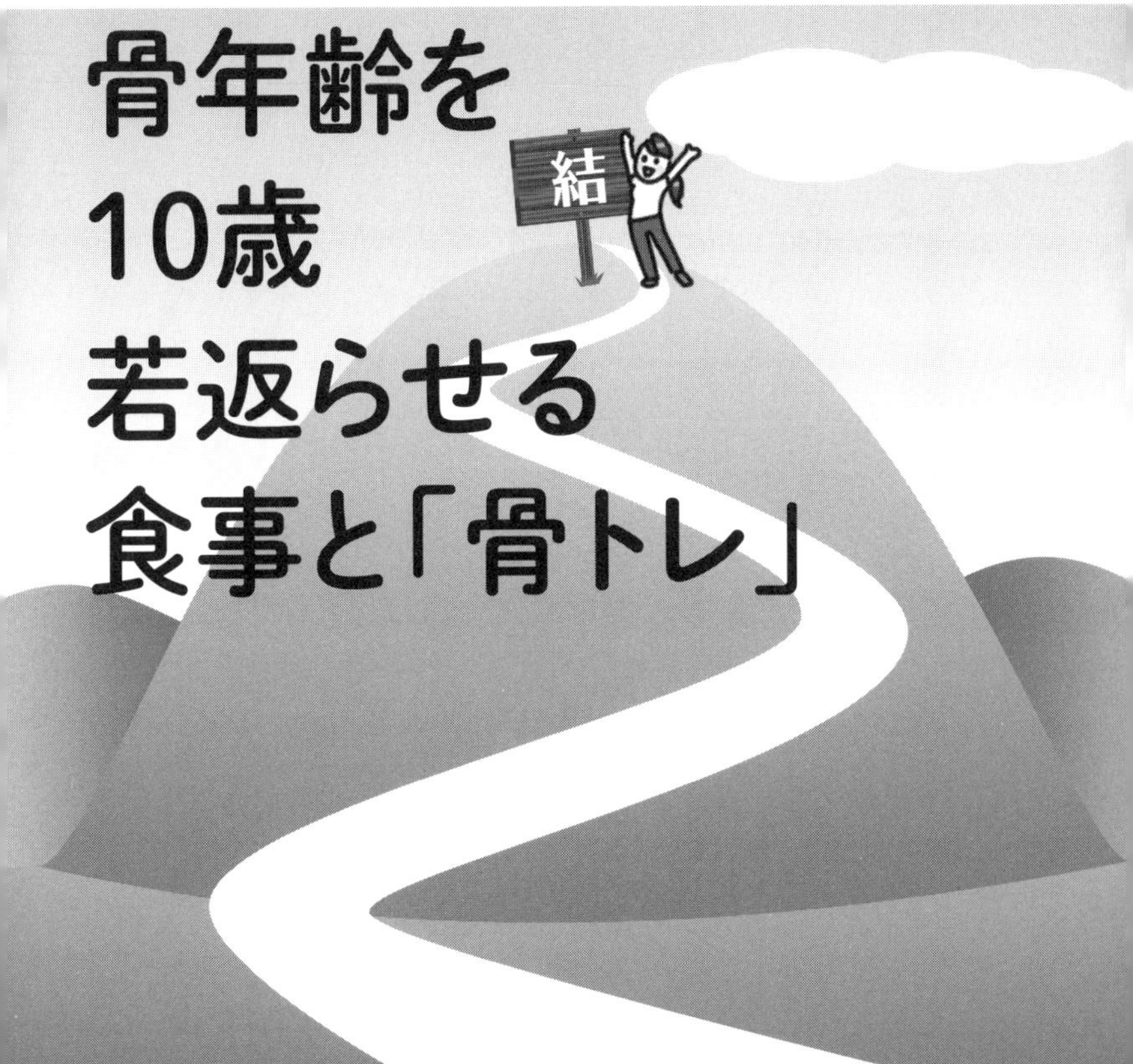

コツ骨《コツ》貯金のカギは食事と運動！

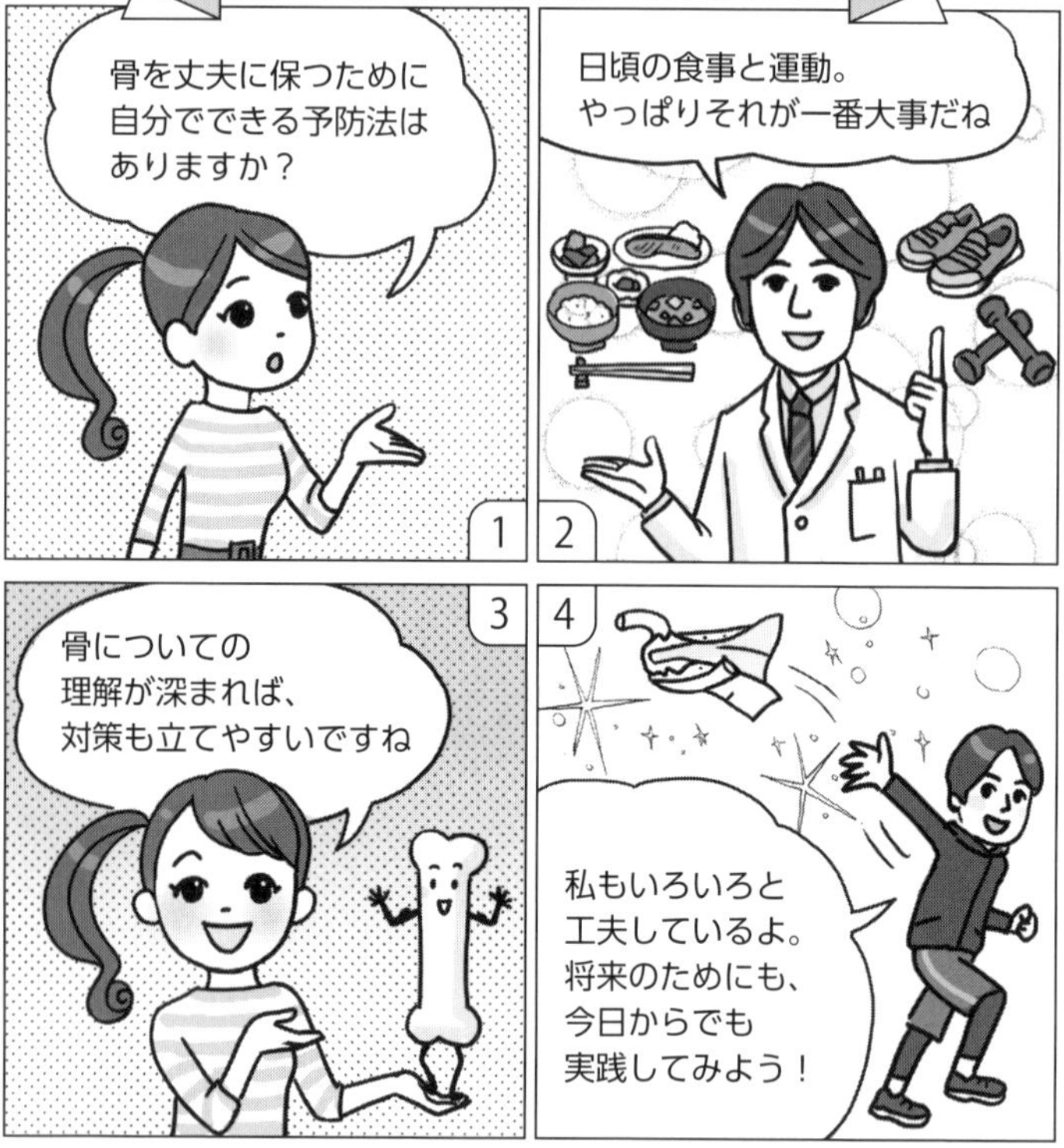
1
骨を丈夫に保つために自分でできる予防法はありますか？
2
日頃の食事と運動。やっぱりそれが一番大事だね
3
骨についての理解が深まれば、対策も立てやすいですね
4
私もいろいろと工夫しているよ。将来のためにも、今日からでも実践してみよう！

骨は日々つくり替えられており、５年もたてば、全身の骨が入れ替わります。ですから、日頃の生活習慣が大切になってきます。骨の新陳代謝は、骨に衝撃を与えることで活性化します。骨の材料になるものを食べ、骨の代謝を活性化する運動をすれば、骨は何歳になっても若返ります。コツ骨貯金を今日から始めましょう！

「エンジョイしながら骨年齢を10歳若返らせる食事」編

骨は食事で若返る！

私の母は不整脈（心房細動）があり、薬の影響のために食べられない食品がありました。それが骨を弱めた一因ではないかと私は思っていますが、いまは骨のことを考えて献立を立て、自分で食事をつくっています。また、一人でどこにでも歩いて出かけます。歩くことが骨に良いことを、自分の体験で学んだからです。ただし、無理な動きをしないように気をつけているのは、もちろんのことです。

そういう努力もあって、いまはすっかり元気になり、骨密度の管理もしっかり行っています。日々の食事や運動はやはり大事だと、母の姿を見て痛感しています。

「もう、この年だから手遅れだ」と思う人がいるかもしれません。しかし私は、予防に手遅れはないと思っています。いつでも、気がついたときから骨に良い生活を始めれば、いまある骨を守ることができるし、健康な骨につくり替えることもできるのです。

骨粗鬆症になってしまった人も、諦めることはありません。いまは、骨を強くする良い薬がありますし、新しい薬も次々に開発されつつあります。ですから、治療と並行して生活の見直しを行えば、進行を止められるのはもちろん、改善させることも可能なのです。

骨折などせずに、自分の足で一生自立した生活を送るためには、生涯、自分で自分の骨を守らなくてはなりません。そのためには、何歳になっても、毎日コツ骨《コツ》貯金に励むことです。

食生活で骨量アップ

骨量の低下を防ぎ、骨を健康にするには、まず食生活全般を見直す必要があります。それは、当たり前のことですが、食事を規則正しくとり、バランスよく食べるということです。朝食を抜いている人は骨密度が低い傾向があるそうですから、朝ごはんもきちんと食べましょう。その上でいろいろな食品をバランスよく食べ、そこに骨に良い食品を積極的に取り入れていきます。

骨といえば、まずCa（カルシウム）と思うかもしれませんが、Caだけとってもあまり意味はありません。むしろ、とりすぎることで弊害が生まれることもあります。Caをとると同時に、タンパク質（コラーゲン）、ビタミンD、ビタミンKも必須です。

Caとコラーゲンは、骨をつくる材料になります。そして、Caの吸収を助けるのが、ビタミンDやビタミンKなどのビタミンです。Ca、ビタミンD、ビタミンKは、「骨のゴールデントライアングル」と呼ばれているそうです。骨の材料になるCaと、その吸収を助けるビタミンD、骨への沈着を促進するビタミンKが、トライアングル（三角形）のように相互に関係しながら、骨を支えているのです。

これらの栄養素は、それぞれ単独でとるよりも、一緒に摂取することで相乗効果が生まれ、Caの利用価値が高まります。

また、高齢になると、肉類を食べなくなる人がいます。しかし、コラーゲンの供給源として、また骨を支える筋肉を強くするためにも、タンパク質は必要です。

食べた栄養素がスムーズに吸収され、体内で代謝されるためには、他のビタミンやミネラルもバランスよくとる必要があります。

ここでは、骨を強くするために特に必要な栄養素とそれを含む食品について、見ていきましょう。

◎Ca(カルシウム)……骨をつくる材料

Caは骨の材料になるミネラルで、Ca不足は骨量の減少に直結します。Caを補う薬剤やサプリメントもありますが、まずやるべきことは、食事でCaを十分にとることです。

日本人は長いこと、Ca不足と言われてきました。水が軟水でミネラルが少ないことや、乳製品をあまりとらないことがその原因として指摘されています。しかし最近は、Ca不足が広く知られ、「Caをとりましょう」という啓発活動が普及してきたせいか、以前ほど極端なCa不足の人は少なくなっているようです。

Caは体内で合成することができませんから、食べものからとらなければなりません。食事から摂取するCaが不足すると、血液中のCa濃度が低くなり、どんどん骨からCaが溶け出してしまいます。それが骨をスカスカにして、骨粗鬆症を進行させていきます。

厚生労働省によると、Caの一日の摂取量は、成人男性で650~800mg、成人女性で650mgが推奨されています(「日本人の食事摂取基準2015年版」厚生労働省)。しかしこの推奨量は、骨量を適正に維持している人を基準に算出されたものです。実際のCa摂取量は、この推奨量より100~150mgくらい少ないと推測されていますから、骨粗鬆症の予防や改善のためには、この推奨量よりさらに100mg以上上乗せしたほうがよいと

Ca（カルシウム）の多い食品

牛乳、チーズ、ヨーグルト、

しらす干し、干しエビ、

イワシの丸干し、めざし、ひじき、

油揚げ、厚揚げ、豆腐、

モロヘイヤ、小松菜、つまみ菜など

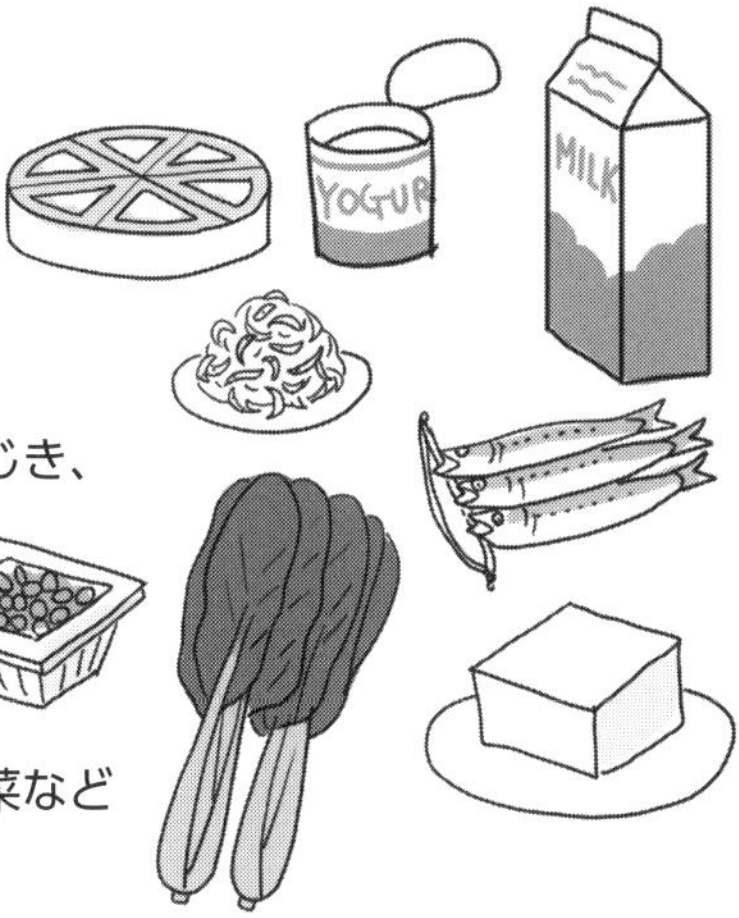

されています。

Caを多く含む食品は、乳製品や小魚、緑黄色野菜、大豆製品などです。

しかしCaは吸収されにくく、摂取したCaがそのまま全部吸収されるわけではありません。比較的吸収率が高いのは牛乳で、約40％。小魚は約33％、小松菜などの緑黄色野菜にいたっては18～19％程度しか吸収されません。

この中で、手軽にCaがとれる食品としておすすめなのが、乳製品です。牛乳やチーズには、Caとタンパク質が含まれていますから、骨の主成分が同時にとれます。しかも吸収率がよいので、他のCa食品より効率よくCaを補給できます。

また、Caは、どんな食品を一緒にとるかが重要になってきます。一緒にとるとCaの吸収を高めてくれる食品がある一方で、吸収を阻害する食品もあるからです。一緒にとりたいのは、先ほど述べたようにビタミンDやビタミンK、Mg（マグネシウム）など。避けたいのはP（リン）です。

なお、Caの摂取量には上限が定められており、成人男女とも一日2500mgまでです。過剰摂取すると、血中Caが異常に高くなる「高カルシウム血症」になる恐れがあるからです。この病気になると、逆に骨がもろくなったり、結石ができやすくなります。

普通の食事で高カルシウム血症になることはありません。高カルシウム血症は、副甲状腺機能亢進症やがんによってなることが多い病気です。しかし、CaやビタミンDのサプリメント、薬を重複して常時飲んでいると、知らないうちに血中のCa濃度が上がっていることがあります。気をつけてください。

◎コラーゲン&タンパク質……骨にも筋肉にも必要

コラーゲンも、骨の重要な構成材料です。コラーゲンはタンパク質の一種で、骨はこのコラーゲンを主材料とする骨基質に、Caなどのミネラルが沈着して、強さや硬さやしなやかさを維持しています。骨の体積の約50％は、コラーゲンが占めています。

骨には、コラーゲン以外のタンパク質もあります。それは骨芽細胞から分泌されるオステオカルシンで、コラーゲンとオステオカルシンの割合は9対1です。オステオカルシンには、骨基質にCaを沈着させて、骨を石灰化する働きがあります。

関節にある軟骨にもコラーゲンが50％ほど存在し、骨にかかる衝撃を和らげたり、関節の動きをスムーズにしてくれます。ですから、タンパク質が不足すると、骨の強度が落ちて骨折しやすくなったり、関節に炎症を起こしたりします。

コラーゲンは、動物の肉の皮やスジ、軟骨、骨、魚の皮や骨に多く含まれています。女性の間で一時フカヒレスープがブームになりましたが、フカヒレにはコラーゲンが多く、スープに溶け出しやすいので、コラーゲンを容易に摂取しやすいのです。

しかし、コラーゲンにこだわる必要はありません。基本的には、タンパク質の多い食品を食べていれば、コラーゲンは不足しないと思われます。コラーゲンもタンパク質なので、最終的にはアミノ酸に分解されて、体に必要なタンパク質に再合成されます。コラーゲンをとったから、それが必ずコラーゲンに再合成される保証はないのです。

逆に普通の肉や魚も、同じようにアミノ酸に分解されますが、これがコラーゲンに再合成されるかもしれません。

タンパク質の多い食品	コラーゲンの多い食品
肉類、魚介類、大豆食品、乳製品、卵	手羽先、豚足、スペアリブ、牛スジ、豚バラ肉、軟骨、フカヒレ、うなぎ、カレイ、なまこ、アンコウ、ゼラチンなど

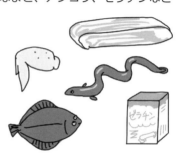

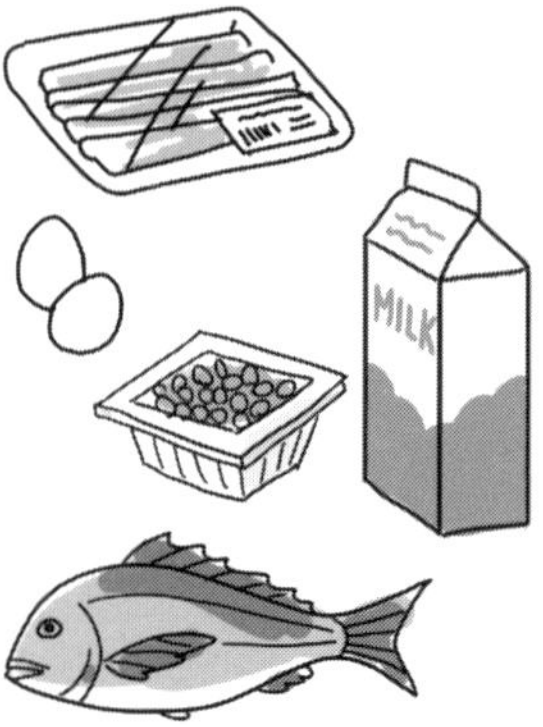

タンパク質は、骨だけでなく筋肉にも必要な栄養素で、筋肉はタンパク質でつくられています。ですから筋肉を強くするためにも、肉を食べてください。肉の脂が気になる人は、魚や大豆食品でもいいでしょう。

なお、タンパク質の一日の摂取量は、成人男性で60g、成人女性で50gが推奨されています。豚モモ肉１００gには20g程度のタンパク質が含まれていますから、豚モモ肉で必要なタンパク質を補うには、２５０〜３００gも食べなければなりません。しかし、タンパク質は卵、牛乳、米や野菜などにも含まれていますから、バランスよくいろいろなものを食べながら肉や魚を食べれば、それほど不足することはありません。

高齢になると、肉はもう食べたくない、食べる必要はないと思っている人がいます。しかし70歳を過ぎても、50～60gのタンパク質は必要です。むしろ、骨や筋肉が衰えている高齢者ほどタンパク質が必要ですから、ぜひ肉や魚を食べてください。

◎ビタミンD……Caの利用効率を上げる

Caの吸収を助ける栄養素として欠かせないのが、ビタミンDです。ビタミンDは油脂に溶ける脂溶性で、人の体内で合成される唯一のビタミンです。日光を浴びると合成されますが、それだけでは不足するので、基本的には食べものからとり入れます。

ビタミンDのいちばん大きな働きは、Caの小腸からの吸収を助けることです。さらに、Caを輸送して骨に沈着するのを促進したり、腎臓でいったん捨てられたCaが再吸収されるのを助けます。

また、血中Caが不足すると骨からCaを取り出し、血中Caが多すぎると骨に戻すという役目もあります。

このようにビタミンDは、吸収率の悪いCaの利用効率を高めたり、血中Caを調整する作用があるので、「骨のビタミン」と呼ばれています。

ビタミンDの多い食品

サケ、サンマ、カレイ、

メカジキ、うなぎ、マグロ、

イワシの丸干し、

シイタケ、きくらげ、マイタケなど

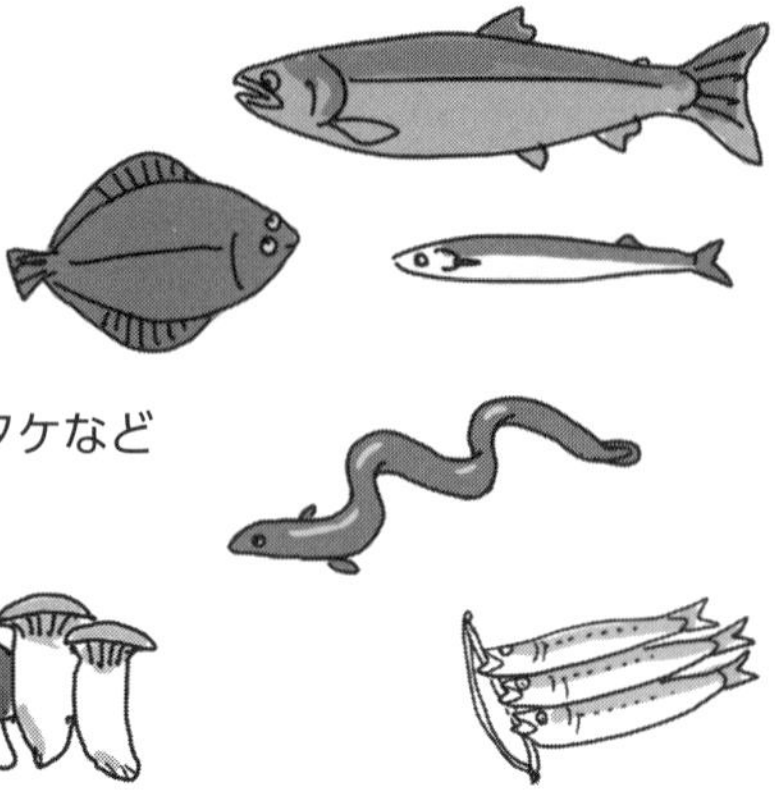

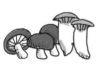

ただし、こうした働きを発揮するのは、ビタミンDが活性型になったときです。食べものから吸収されたビタミンDは、そのままでは役に立ちません。肝臓と腎臓で活性型ビタミンDにつくり替えられて、初めて効力を発揮します。

せっかくCaをとっても、ビタミンDが不足するとCaがうまく使われません。Caをとるときは、ビタミンDも必ず一緒にとることが大事です。

ビタミンDは、魚やキノコに含まれています。野菜や穀類、豆、芋などの農産物にはほとんど含まれていません。おすすめなのは、Caもビタミンも含んでいる小魚です。また、シイタケは紫外線に当てて干しシイタケにすると、ビタミンDが増えます。市販の干しシイタケは機械で乾燥させたものが多いので、あまり期待できません。自分で生シイタケを干すといいでしょう。

食品ではありませんが、日光浴にも触れておきます。紫外線を浴びると、皮膚の下の皮下脂肪にあるコレステロールが変化して、ビタミンDがつくられます。日に当たってつくられるので、ビタミンDは「サンシャインビタミン」という呼び名もあるそうです。なかなかステキなネーミングです。

日光浴は、夏なら木陰で30分、冬なら日なたで1時間くらい日差しを浴びます。日焼け止めクリームを塗ると紫外線が肌を透過できず、あまり効果はありません。また、ガラスは紫外線を通さないので、窓越しに日差しを浴びてもビタミンDはつくられません。

◎ビタミンK……骨を硬く丈夫にする

ビタミンKも、骨をつくるのに欠かせないビタミンです。ビタミンKは脂溶性で、K1とK2の二つのタイプがあります。K1は植物の葉緑体で産生され、K2は微生物や腸内細菌によって合成されます。

ビタミンKには、骨にCaを沈着させる作用があります。骨はCaが石灰化することによっ

ビタミンKの多い食品

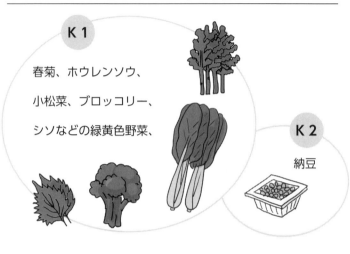

て、硬く丈夫になります。この石灰化されるときに、骨芽細胞から分泌されるオステオカルシンが働きます。

ビタミンＫはこのオステオカルシンの生成に不可欠の物質で、ビタミンＫが不足すると質の悪いオステオカルシンが生成されるようになり、骨にCaが取り込まれなくなってしまうのです。

また、ビタミンＫは、骨芽細胞からのコラーゲンの産生を促して、骨質を改善する作用もあると言われています。

ビタミンＫ１もＫ２も、骨にとって同じように有用です。とりわけＫ２はエビデンス（医学的根拠）があり、骨粗鬆症の治療薬にもなっています。Ｋ２を豊富に含む食品と言えば納豆ですが、疫学調査でも効果が実証されています。納豆をあまり食べない地方の高齢女性は、納豆を多く食べる地方の高齢女性より大腿骨近位部の骨折が多いことがわかっています。

納豆には、大豆のイソフラボンの作用も期待できます。大豆イソフラボンには女性ホルモン様作用があり、骨の形成を助けてくれます。ですから、納豆は最強の骨粗鬆症予防食品と言っても過言ではありません。

骨には直接関係ありませんが、ビタミンKは、血液を凝固させるプロトロンビンという物質が肝臓でつくられるときの補酵素として働きます。ですから、ビタミンKが増えると血液凝固が促進されます。病院で血液をサラサラにする薬(ワルファリンなどの抗血液凝固薬)と一緒に納豆を食べてはいけないと言われるのは、そのためです。私の母も、納豆を禁止されていました。

◎Mg(マグネシウム)……Caの相棒

Mgも骨に多いミネラルで、体内のMgの6割は骨にあります。MgはCaとともに骨に沈着して、骨の強度や弾力性を保っています。また、残りの4割のMgは筋肉や神経や脳に存在し

Mg（マグネシウム）の多い食品

あおさ、わかめ、ひじき、

こんぶなどの海藻類、

干しエビ、

アーモンド、カシューナッツ、落花生、

納豆など

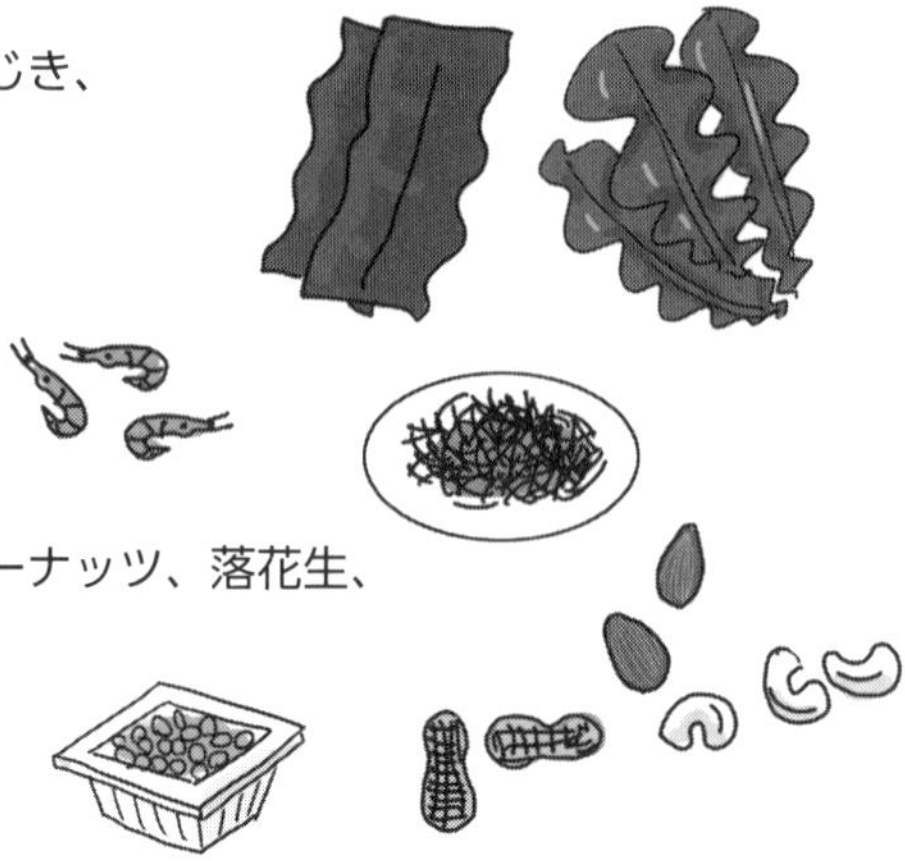

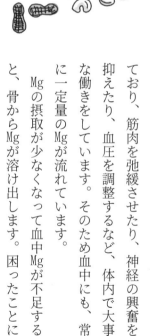

ており、筋肉を弛緩させたり、神経の興奮を抑えたり、血圧を調整するなど、体内で大事な働きをしています。そのため血中にも、常に一定量のMgが流れています。

Mgの摂取が少なくなって血中Mgが不足すると、骨からMgが溶け出します。困ったことにそのときに、Caも一緒に溶け出してしまうのです。しかも、その溶け出す量はなんと、Mgの数倍にもなります。ちょっとMgが不足しただけで、骨から大量にCaが溶け出してしまうのですから、骨にとっては大問題です。

ちなみに体内のCaとMgは拮抗して働いており、たとえばCaが血管を収縮させて血圧を上げれば、Mgが血管を弛緩させて血圧を下げるという具合です。この二つのミネラルは、Ca

対Mgが2対1のときが、もっともよく働くと言われています。

最近は、Ca不足よりもMg不足のほうが深刻だという声が一部の専門家から聞かれるようになりました。Caをとりすぎると、Mgの腸からの吸収が抑えられることもわかっています。Caをとることはもちろん大事ですが、過剰な摂取はよくありません。

Caをとるときは、必ずMgも一緒に意識してとるようにしてください。干しエビやひじきや納豆のように、CaもMgも含む食品をとれば、忘れずに両方摂取できます。

◎亜鉛……骨代謝を助ける

亜鉛は人の体内に2gくらいしかない微量栄養素ですが、そのほとんどが骨と筋肉に存在しています。したがって骨とも非常に関係が深く、ビタミンDに働きかけてCaの吸収を促進したり、骨のコラーゲンの生成に関わったりしています。

また、骨代謝を間接的に活性化する働きがあります。細胞の中では、絶え間なく代謝活動が行われており、その代謝を促進するのが酵素です。骨の代謝では、骨型アルカリフォスファターゼ（BAP）という酵素が働きますが、亜鉛はその酵素を活性化するのです。ですから、亜鉛が欠乏すると骨代謝もスムーズに行われなくなってしまいます。

亜鉛の多い食品

カキ、カズノコ、

煎茶、ゴマ、

レバー、肉、

卵、カシューナッツなど

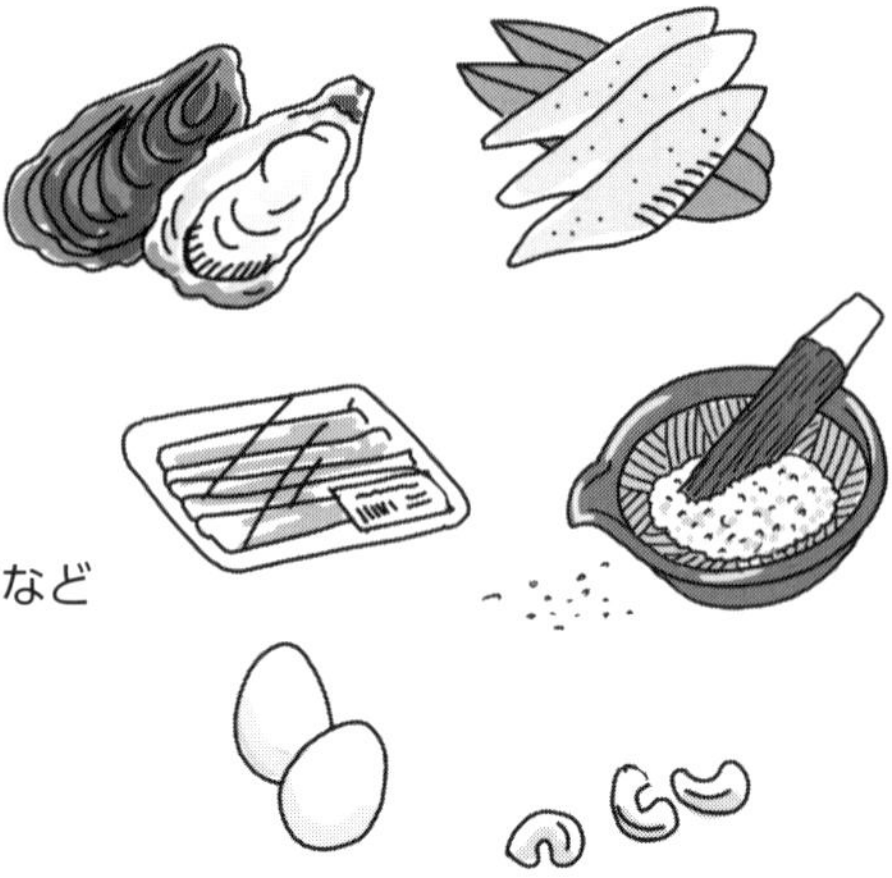

　これまでの研究で、ラットに亜鉛欠乏食を与えると骨密度が低下し、ＢＡＰ活性が低下することがわかっています（埼玉医大）。また、骨粗鬆症のマウスに亜鉛を与えると、尿中へのCaの排泄が減って、骨粗鬆症が改善したという研究報告もあります。

　亜鉛が不足すると味覚障害が起きることはよく知られていますが、骨への影響はあまり知られていないようです。しかし亜鉛は、丈夫な骨づくりにも欠かせないミネラルだったのです。

　亜鉛は、魚介類や肉類、豆類、ナッツ類などに含まれており、吸収率は30％程度です。亜鉛といえばカキですから、カキのシーズンには積極的に食べましょう。

なお、亜鉛は汗と一緒に排泄されやすいので、運動は大事ですが、大量に汗をかくような運動は控えたほうがよさそうです。

控えたい食品もあります

◉Ca吸収を阻害する食品

Caの吸収を助ける食品がある一方で、吸収を阻害する食品もあります。知らずにそういう食品をとっていたら、せっかくとったCaを吸収できなくなってしまいます。

その代表的なものが、P（リン）を含む食品です。Pはリン酸カルシウム（ハイドロキシアパタイト）の形で、Caとともに骨や歯に存在しています。その量は、Caと同量あるのがよいとされています。

しかし、Pを過剰にとると、小腸からのCaの吸収が阻害されます。また、過剰なPは便とともに排泄されますが、そのときにCaを道連れにして一緒に排泄してしまうため、Ca不足を助長します。

日本人はCaとPのバランスが悪く、Caが不足がちなのに対して、Pは過剰気味です。

P（リン）の多い食品

肉類、魚介類、卵など、タンパク質の多い食品のほか、

加工食品（ハム・ソーセージ・練り物など）、

インスタント食品、冷凍食品、

スナック菓子（ポテトチップスなど）など

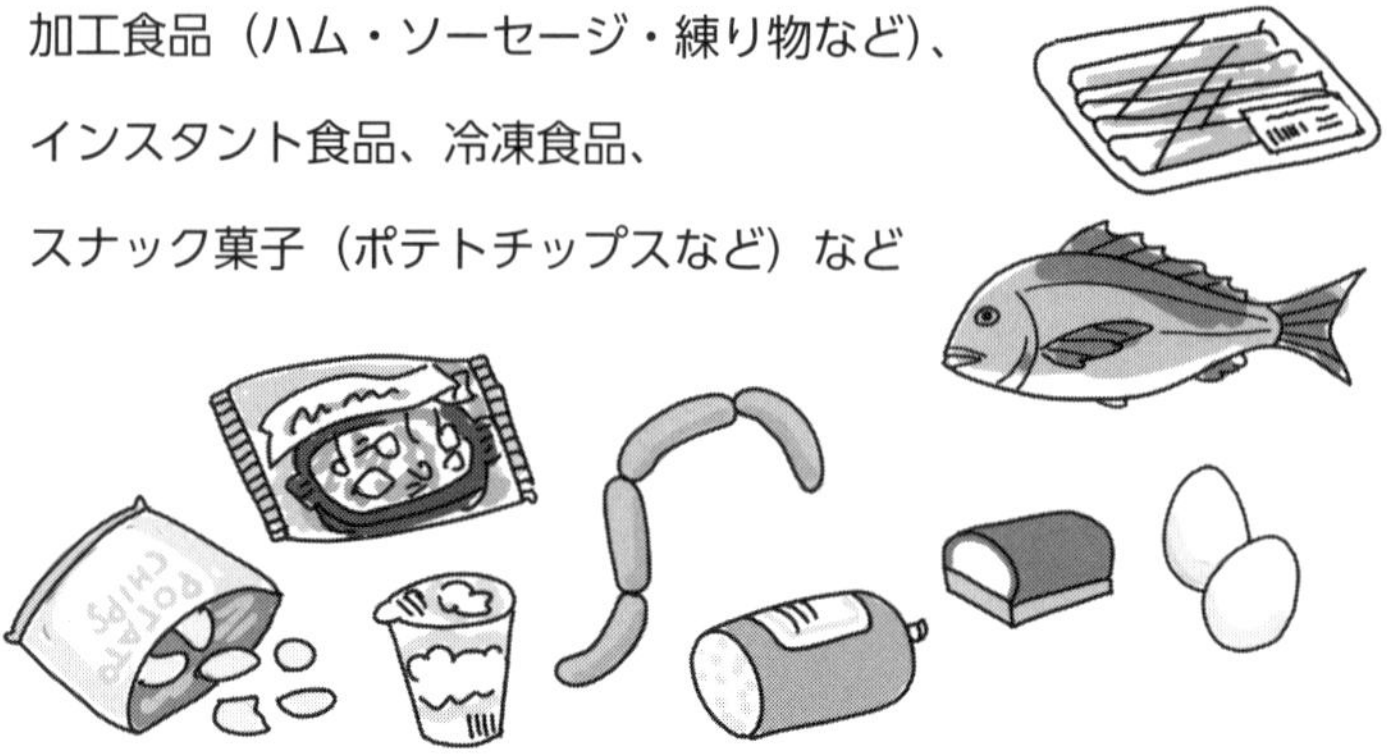

Pは加工食品やインスタント食品の多くに含まれており、近年はそうした食品の摂取頻度が増えているためです。

Pには、有機リンと無機リンがあります。有機リンは食材にもともと含まれているもので、肉や魚、鶏卵など、タンパク質の多い食品に含まれています。一方の無機リンは食品添加物として使われており、加工食品やインスタント食品に含まれています。無機リンは有機リンに比べて吸収されやすく、血液中のリン濃度を上昇させやすいので、できるだけ無機リンはとらないほうがいいでしょう。

しかし現在、食品添加物としての成分表示が義務付けられていないので、どの加工食品にどれだけPが含まれているか、わからない

のが実情です。ですから、加工食品、インスタント食品、スナック菓子などは、できるだけ控えてください。

またコーヒーに含まれるカフェインにも、Caの排泄を促す作用があります。コーヒーのカフェインには利尿作用があり、コーヒーを飲みすぎると、尿と一緒にCaが排泄されてしまいます。一日5杯以上飲む人は、注意が必要です。緑茶や紅茶では、そういう報告はされていません。

食塩（ナトリウム）の過剰摂取も尿中へのCaの排泄を促します。そのほか、アルコールの飲みすぎや喫煙も、Ca不足を招きます。

「隠れ栄養失調」の予防

こうして、骨に必要な栄養素を見てみると、体はいろいろな栄養素の力を借りながら、それらが微妙に関係しあって成り立っていることを再認識します。特にミネラルやビタミンの相互の関わりは深く、必要な栄養素が少しでも不足すると、代謝に支障をきたします。

骨は、CaとPとMgの微妙なバランスの上に成り立っています。骨に関わるミネラルやビタミンはそれだけではありません。ここにあげた栄養素以外にも、ビタミンCやB6、カロテノイドと呼ばれる植物由来の物質などが丈夫な骨づくりに必要だと言われています。

おそらく、もっと多くの栄養素や機能性物質が、微量でも大事な役割を持っていて、健康な骨をつくるために働いているのでしょう。骨一つ取っても、人体がいかに複雑で精緻な生命体であるかがわかります。

さて、そこで何を食べたら骨によいかという話になると、肉、魚介、野菜、乳製品、卵、キノコなどをバランスよく食べることに尽きます。しかし高齢になると、だんだん食が細くなってきます。しかも歯が悪かったりすると、柔らかいものしか食べられなくなって、白米、うどん、そばなど、炭水化物中心の食事になりがちです。一見ちゃんと食事をしているのに、栄養が足りない「隠れ栄養失調」が高齢者に多いのは、そのためです。

しかし、くり返しますが、何歳になっても、タンパク質もCaも必要です。まして骨や筋肉が衰えた高齢者なら、なおさらです。食べやすい食材ばかりに偏らず、いろいろなものを食べてください。

私は、母が圧迫骨折を起こした後、母と一緒に母の手料理を食べるようになって、痛風になってしまいました。私の場合は、「もっと栄養のあるものを」という母の親心が裏目に出てしまいましたが、そのおかげで私自身、食べるものや栄養バランスに目が向くようになりました。まずは自分の体の状態を把握して、体によいもの、体が必要としているものをとることが大事だと思います。

「エンジョイしながら骨&筋肉を10歳若返らせる運動」編

骨の弱りは「ロコモの入り口」

骨粗鬆症を防ぐには、若い頃の骨量が大事だというお話をこれまでくり返ししてきました。では、高齢になったら、骨量は減る一方でしょうか。

何もしなければ、確かにそのとおりでしょう。しかし努力次第で、骨量の減少は食い止められます。増やすこともできます。

私が母の圧迫骨折を知ったとき、まず頭をよぎったのは、「このまま寝たきりになるのではないか」という不安でした。83歳という年齢を考えると、痛みで歩けなくなり、そのまま車椅子の生活になってしまっても、少しもおかしくありません。

骨の弱りは、ロコモティブ・シンドローム（略してロコモ）に直結します。ロコモティブ・シンドロームとは、運動器の障害によって要介護のリスクが高くなる状態のこと。運動器は、足や腰を支えている骨、筋肉、靭帯、神経などを指しますから、骨が弱る骨粗鬆症は、まさにロコモの入り口にある疾患です。

ロコモが進んで寝たきりになり、介護が必要になれば、体の自由が奪われるだけでなく、認知症を発症する可能性もなくはありません。そうなると、本人もつらいし、家族やまわりにかかる負担も相当大きなものになります。

健康寿命と、命が尽きる寿命との間には、約10年という長い年月のギャップがあります。その間寝たきりで、介護を受け続ける生活は、どんな人にとっても耐えがたいことではないでしょうか。それは私にとっても母にとっても、避けたい事態でした。

骨が弱っている人は、たいてい筋肉も衰えています。筋肉が骨を支えられないから、転倒したり、骨折するのです。骨と筋肉はとても近い関係にあり、筋肉からはサイトカインという物質が出て、骨にシグナルを送っています。また、骨の指標は、筋肉量や筋力と相関することも証明されています。

母は圧迫骨折をして、入院したその日からリハビリを始めました。最初は寝たきりでしたから、ベッドの上でできるリハビリから始めました。そうやって少しずつ骨と筋肉を鍛えていったから、結果も良かったのだと思います。

もう一つ、ダーメンコルセットを早期に作製して痛みを軽減できたため、リハビリが促進したということがあります。これは軟性コルセットの一種ですが、メッシュの生地に金属の支柱を埋め込んでいるので、生地に伸縮性がない代わりに、腰痛ベルトよりも固定力に優れています。義肢装具士に採寸してもらい、作製を依頼します。

現在、当院では月曜日に採寸し、その週の水曜日に完成、ないしは水曜日に採寸し、翌週の月曜日に完成というシステムで、入院早期にダーメンコルセットを依頼しています。そうすることで、圧迫骨折で入院しても約2週間で在宅復帰ができます。

骨も運動で鍛えられる

人の体は正直にできていて、使っているところは鍛えられ、使っていないところは衰えていきます。高齢になって長く安静状態にあったり、体を動かさない生活が続くと、さまざまな臓器の機能が低下していきます。これを、「廃用性萎縮」とか、「廃用症候群」と言います。お年寄りが長期間入院すると、骨も筋力も衰えて起き上がれなくなってしまうのが、そのよい例です。

骨がもろくなる骨粗鬆症は、骨に起きた廃用性萎縮です。前にも述べましたが、その顕著な例が宇宙飛行士でしょう。無重力で骨に刺激が加わらない状態が6か月続くと、約10％も骨量が減って骨がスカスカになってしまいます。普通の人の10倍のスピードで骨粗鬆症が進行していくのです。

反対に、骨に衝撃を与えて鍛えれば、骨はその衝撃に耐えられるように、自らを強く丈夫につくり替えていきます。バスケットボールやバレーボールの選手は、成長期にジャンプ運動のような骨に衝撃のかかる運動をしています。だから、骨が大きく成長して、骨密度も高くなるのです。

骨密度が低下している人でも、運動で骨を丈夫にできます。

米国ミズーリ大学のパメラ・ヒントン博士は、次のような研究を行いました。骨粗鬆症予備軍の男性38人（20代から50代）に、一日30分、週に3回、ジャンプ運動と筋トレをしてもらいました。すると1年後、36人の骨量が上がり、スクレロスチン（骨形成を阻害するホルモン）の値が減少したのです。

このように、すでに骨量が低下してスカスカになりかけている人でも、骨に衝撃を加える運動を続けることで減少を食い止め、骨量を増やせることがわかったのです。また、スクレロスチンが低下すれば、骨芽細胞が増えて骨量を上げることができます。

運動をして骨量が増える作用をまとめると、次の二つになります。

一つは、運動によって骨に衝撃や重力がかかると骨細胞が活性化され、骨をつくり替えるシステムが始動し、古い骨が壊され、丈夫な新しい骨がつくられていくこと。

二つ目は、運動で骨に負荷がかかることによって、骨芽細胞が活性化されてカルシウムの骨への沈着が促され、骨の石灰化が進むことです。石灰化が進めば、骨密度は高くなり、硬くて強い骨になります。

筋肉は筋トレで鍛えられます。同じように、骨も骨トレで鍛えられるのです。

筋肉からも若返りホルモンが出ていた

骨を強くすることも大事ですが、筋肉も大事です。骨は筋肉に支えられ、強度を保っています。転倒して腰を強く打っても、筋肉がしっかりついていて骨をガードしていたら、骨折する可能性は減るでしょう。また、下半身にしっかり筋肉があれば、歩いていて多少体のバランスを崩しても、転倒を防げます。ロコモを予防するためには、骨も筋肉も鍛える必要があります。

筋肉についても、新しいことがわかってきました。骨同様、筋肉からもホルモンのような働きをする物質が分泌されており、現在50種類以上が発見されています。それらを総称して、「マイオカイン」と言います。

マイオカインの働きは多岐にわたっています。筋肉や骨をつくったり、免疫を活性化したり、炎症を抑えたり、がんや糖尿病や動脈硬化、認知症などを予防する働きがあると言われています。筋肉は体を動かしたり熱を産生するだけでなく、全身の健康や若さにも関わっているのです。骨とよく似ています。

マイオカインは、全身の骨格筋から分泌されます。骨格筋が多いのは下半身で、そこには全身の約7割の筋肉が集中しています。マイオカインはおもに、ふくらはぎや太ももやお尻など、下半身の筋肉から分泌されているのです。

ところが、筋肉は加齢とともに減少していきます。特にそれが激しいのは、やはり下半身の筋肉です。筋肉は使わなければ、量だけでなく太さも減少してしまいます。筋肉の線維は30歳前後にいちばん太くなり、その後は徐々に減っていきます。特に50歳を過ぎると加速度的に減少し、80歳くらいまでに30歳の半分くらいの太さになってしまうそうです。

骨と筋力の低下からフレイルへ

筋肉も廃用性萎縮を起こし、何もしなければどんどんやせ細っていくのです。この、筋肉が減少し、筋力が低下した状態を「サルコペニア」と言います。サルコペニアになると、身体能力や運動能力が低下して、日常の活動性が低下します。また、転倒しやすくなり、骨折も増えます。

加えて、社会との接点がなくなってくるので、認知能力が落ちたり、うつなどの精神症状が出て、社会生活が困難になってきます。

このように、身体的な能力だけでなく、精神的要素や社会的要素が加わって生活状態が全般に衰えた状態を「フレイル」と言います。フレイルは、健常な状態と要介護状態の中間にある状態で、いまはまだ、介護が必要なわけではありません。放置しておけば要介護になるかもしれませんが、適切に介入すれば、元に戻れる状態を言います。この、元に戻れる可能性がある、ということがフレイルのポイントで、希望のある点です。

骨や筋力の衰えから始まる、サルコペニアとフレイル。そこには、骨量や筋肉量の減少によって起きる身体機能の低下だけでなく、骨や筋肉から分泌されるホルモン（オステオカルシンやマイオカイン）の低下も、大きく関わっていると思われます。

骨量が増えればオステオカルシンが増えるように、筋肉が増えればマイオカインの分泌も増えます。マイオカインは、新しい筋肉がつくられるときに分泌されます。しかも、新しい筋肉がつくられてから4か月ほどしか分泌されず、その量も決まっているそうです。

マイオカインを増やすには、筋トレをして筋肉の新陳代謝を高めることです。特に下半身の筋トレが効果があります。

骨も筋肉も若返る簡単骨トレ

骨を鍛えるときに、一緒に筋肉も鍛えられる「骨トレ」は、確実に骨量を増やせるだけでなく、ロコモ対策としても非常に有効です。

ジムに週に1回通ってしっかりトレーニングをするのもいいですが、骨を強くするためには、軽い骨トレでも毎日続けるほうが効果があります。毎日骨に負荷をかけていれば、骨細胞や骨芽細胞が常に活性化されて、働き続けてくれます。すると骨代謝がスムーズに回転して、強くて丈夫な骨に生まれ変わっていきます。

ここでご紹介する骨トレは、若い人から、骨の弱ったお年寄りまで、だれでもできて、効果のある運動です。強度が物足りないと思う人は、速度を早くしたり、回数を多くするなど、ご自分の体力に合わせて負荷を強くするといいでしょう。足腰に自信のない人は、自分のできる範囲の負荷で行ってください。転んだら元も子もありませんから、くれぐれも無理は禁物です。

◎歩く（ウォーキング）

基本は、歩くことです。歩くことは、老若男女、だれにでもできる運動です。その人のペースで歩けば、無理なく続けられます。歩くと、踏み出した足に体重が乗り、足を着地したときに、その重さが足にかかります。それによって骨が活性化されます。

また、ふくらはぎの筋肉を使うので、筋肉も鍛えられます。ふくらはぎは心臓に血液を戻すポンプの働きをしており、全身の血流を改善します。歩くことは、運動としては地味ですが、骨も筋力も血流もよくする万能スポーツなのです。

私は、両足に2キロの重りをつけて病院内を歩いています。これは、かなりの運動量になりますし、骨や筋肉にかかる負荷も強くなります。私の場合は、毎年参加する西大寺マラソンのトレーニングの一環として行っていますが、皆さんはそんなに無理をする必要はありません。ご自分の体力に合ったウォーキングをすればいいでしょう。高齢者の方には片足0・5キロをおすすめしています。

また、日差しを浴びることでビタミンDがつくられますから、日差しを浴びながら歩くことをおすすめします。ただし、暑いときは熱中症のリスクが高まります。夏はあまり外を歩かないほうがいいでしょう。

歩く時間は、一日20分程度で十分です。アメリカの研究では、一日21分歩くだけで健康効果が得られるという結果が出ています。一度に21分歩いてもいいし、2回に分けて歩いてもかまいません。また、坂道ではなく平地を歩きましょう。坂道は体のバランスを崩しやすく、転ぶ危険性があります。高齢者にとって、転倒がいちばん危険ですから、まずは安全に歩くことが大事です。


〈歩き方〉

あまり歩き方にこだわらず、楽しく歩きましょう。なるべくひざを高く上げ、手には何も持たず、両手をリズミカルに振って歩いてください。足を上げればつまずきにくくなりますし、着地の衝撃も大きくなります。また腕を振ることで、体のバランスがとりやすくなります。

歩き方の基本は、踏み出した足の踵から着地し、指先のほうに体重移動させながら、つま先で地面を蹴ります。

◉階段昇降

階段を一段だけ使って、踏み台昇降と同じように、階段を上り下りします。そうすることで、股関節まわりや太もも、腹筋、お尻まわりなどの筋肉が鍛えられます。また、下りたときの足にかかる重力が、骨への刺激になります。自分のできるペースで始め、少しずつ回数を増やしていきましょう。

①片方の足で階段に上がり、もう片方の足も上げる。
②先に上げた足で下りて、反対側の足も下ろす。
これを10回くり返す。一日3回行う。

◉踵《かかと》落とし（踵の上げ下げ）

踵を上げて、ストンと落とす体操です。両足を一緒に行います。踵を上げることでふくらはぎの筋力がつき、踵をストンと落とすことで踵に衝撃が加わります。これも、骨と筋力を鍛えて、下肢の血流をアップさせる効果があります。

踵を上げると体が不安定になる人は、椅子の背や机、壁などにつかまりながらするといいでしょう。

〈踵落としの方法〉

①椅子の背などにつかまり、両足をそろえてまっすぐ立つ。

②両足の踵をゆっくり上げる。ふくらはぎの筋肉を意識して上げるのがポイント。

③踵をゆっくり下ろす。踵に少し衝撃を感じるくらいの強さで下ろすと効果が高い。

踵を高く上げすぎるとバランスを崩しやすいので気をつけてください。

10回を1セットとして、3セット行う。一日3回行う。

フラミンゴ体操（片足立ち）

① 椅子の背などにつかまり、
両足をそろえてまっすぐ立つ。

② 片足を床から10㎝ほど上げ、
もう片方の足に体重をかける。
そのまま１分間静止。

③ 反対側の足も同様に行う。
左右交互に３回くり返す。

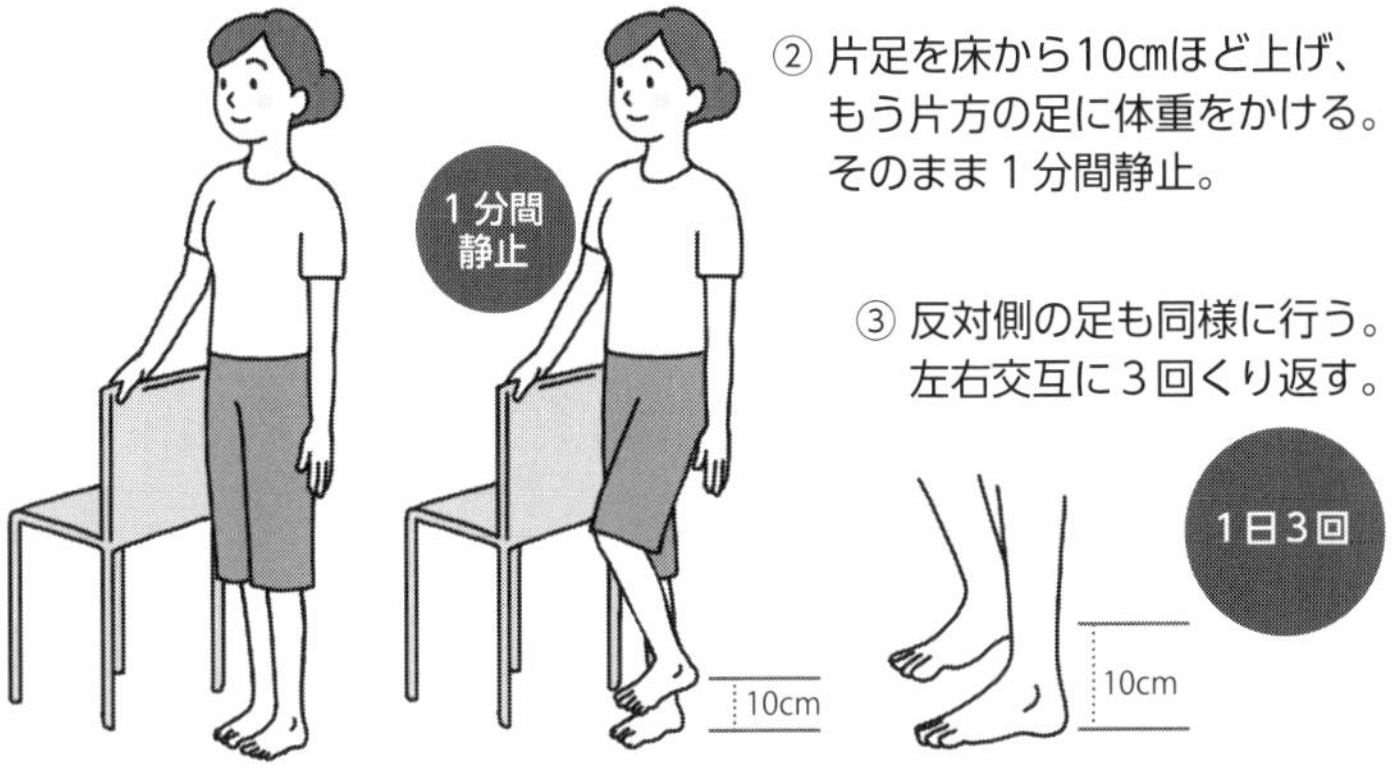

◉フラミンゴ体操（片足立ち）

フラミンゴのように、片足で立つ運動です。片足で立つことで、両足にかかっていた体重の負荷が片足にかかり、骨を強くできます。また、片足で立つことでバランス感覚が鍛えられ、転倒防止に役立ちます。足腰の弱い人は、椅子の背や壁などに手をつきながら行いましょう。

〈片足立ちの方法〉

①椅子の背などにつかまり、両足をそろえてまっすぐ立つ。

②片足を床から10㎝ほど上げ、もう片方の足に体重をかける。そのまま1分間静止。

③反対側の足も同様に行う。左右交互に3回くり返す。一日3回行う。

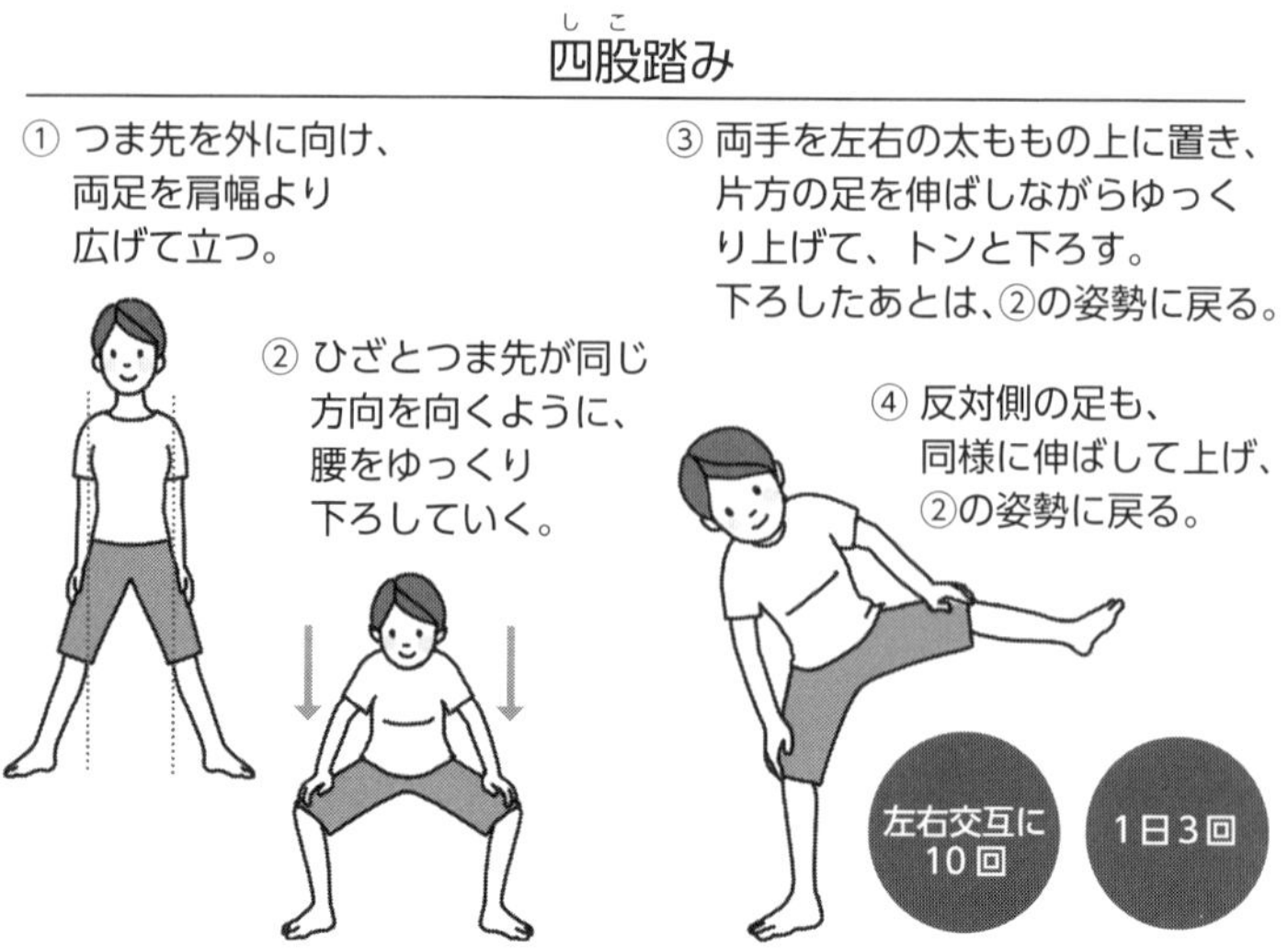
四股《しこ》踏み
① つま先を外に向け、両足を肩幅より広げて立つ。
② ひざとつま先が同じ方向を向くように、腰をゆっくり下ろしていく。
③ 両手を左右の太ももの上に置き、片方の足を伸ばしながらゆっくり上げて、トンと下ろす。下ろしたあとは、②の姿勢に戻る。
④ 反対側の足も、同様に伸ばして上げ、②の姿勢に戻る。
左右交互に10回
1日3回

◎四《し》股《こ》踏み

お相撲さんが土俵の上で、相撲を取る前に両足を開き、片足ずつ足を高く上げる所作が四股踏みです。最近は相撲の所作がダイエットやトレーニングに取り入れられていますが、これもその一つです。

両足を開いて上げることによって、股関節まわりや太ももの筋肉が鍛えられます。また、足を下ろすときに踵に衝撃が加わり、骨にもよい影響があります。足をそんなに高く上げる必要はありません。

〈四股踏みの方法〉

①つま先を外に向け、両足を肩幅より広げて立つ。

②ひざとつま先が同じ方向を向くように、腰

をゆっくり下ろしていく。

③両手を左右の太ももの上に置き、片方の足を伸ばしながらゆっくり上げて、トンと下ろす。下ろしたあとは、②の姿勢に戻る。転倒に気をつけ、足は無理して上げない。

④反対側の足も、同様に伸ばして上げ、②の姿勢に戻る。

左右交互に10回くり返す。一日3回行う。

◉招き猫体操

これは筋力を強くし、健康を招く体操です。変形性膝関節症の患者さんの筋力増強のために、整形外科医でもある当院の花川志郎院長が考案したものです。ロコモトレーニングで行う大腿四頭筋の訓練に、上肢の訓練を組み合わせました。変形性膝関節症に限らず、寝たきりを防止する運動として、当院の健康教室でも指導し、多くの患者さんに実践していただいています。この招き猫体操で「健康」を招いてください。

〈招き猫体操の方法〉

①椅子に腰掛け、脇を締め、右ひじを曲げて上肢に力を入れる。

②曲げた腕の反対側の左足を上げ、ひざをしっかり伸ばして足首をそらせる。この状態を

招き猫体操

① 椅子に腰掛け、
脇を締め、
右ひじを曲げて
上肢に力を入れる。

② 曲げた腕の反対側の左足を上げ、
ひざをしっかり伸ばして
足首をそらせる。
この状態を３～５秒キープして、
足を元に戻す。

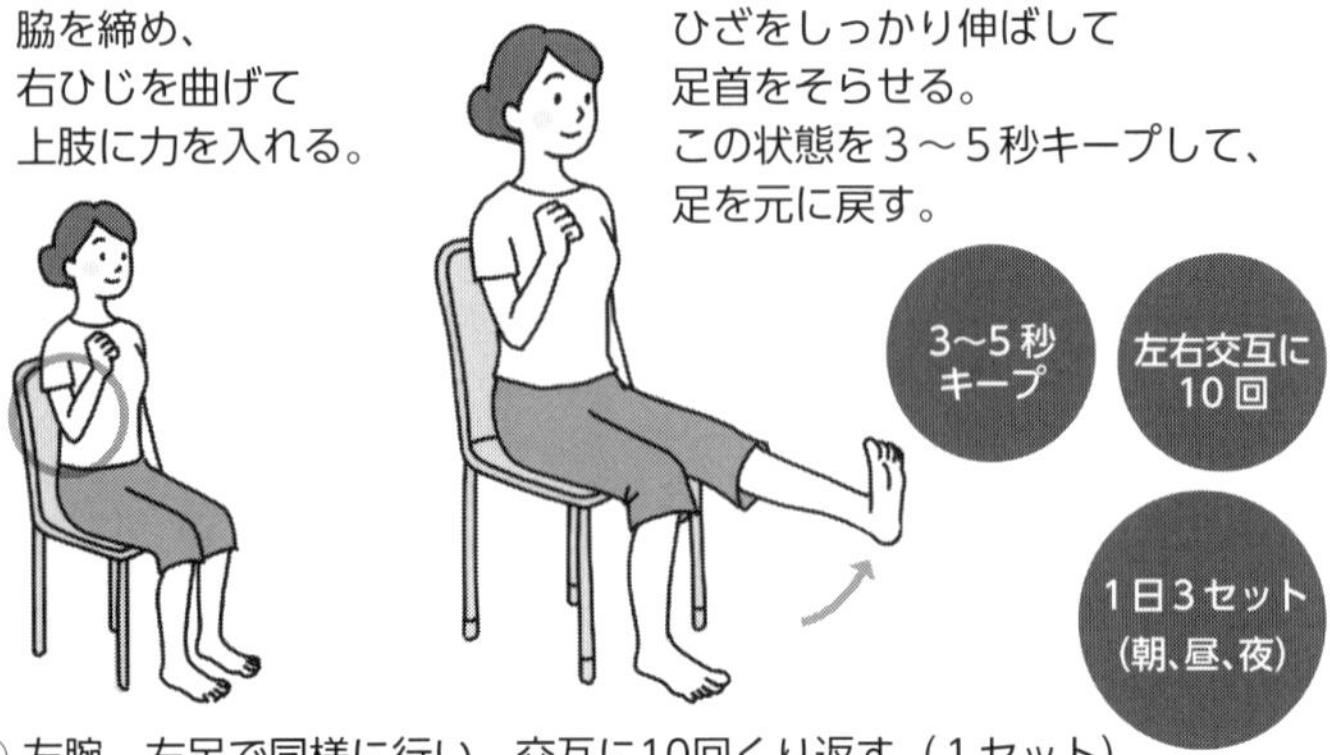

③ 左腕、右足で同様に行い、交互に10回くり返す（１セット）。
１日３セット（朝、昼、夜）行う。ぜひ健康を招いてください。

3〜5秒キープして、足を元に戻す。
③左腕、右足で同様に行い、交互に10回くり返す（1セット）。一日3セット（朝、昼、夜）行う。

効果のない運動もある

骨を強くするポイントは、くり返しますが、骨に負荷をかけることです。それが重力や、着地のときの骨にかかる衝撃です。この負荷が強いほど強い骨に生まれ変わります。ただし、骨粗鬆症で骨が弱っている人は、そんなに強い負荷をかける必要はありません。骨そのものが弱くなっているので、軽い負荷でも、十分刺激として伝わります。

骨トレとして、あまり効果のない運動もあります。それは、骨に負荷がかからない運動です。水泳や水中歩行のような水中の運動は、体に浮力がかかるので、あまり重力が働きません。また、サイクリングも足への衝撃が少なく、重力があまりかからない運動です。しかしどちらも、有酸素運動としては役に立ちます。

普段の生活で気をつけたいこと

最後に、私が母を見ていて気がついた注意点を記しておきます。

70歳を過ぎたら、自分の体力を過信しないことです。いままで大丈夫だと思ってやっていたことでも、骨や筋肉が弱ってくると昔のようにできなくなってきます。以前と同じようにやって、思わず転んだり、捻挫したり、骨折することがあります。そういうことのないように、些細なことでも、注意深く行動することが大事です。

日頃から、次のようなことに気をつけてください。

・あまり重いものを持たない。腰に負担がかかって、いつの間にか骨折を起こすことがあります。

・すり足で歩かない。すり足になると、つまずきやすくなります。意識して、足を上げて歩きましょう。
・ポケットに手を入れたり、両手にものを持って歩かない。つまずいたときに、バランスを崩しやすくなります。また、手を使えないので、転んだときの衝撃も大きく、頭を打ったり、腰や大腿骨を骨折する原因になります。
・3か月に一度は血液検査、4か月に一度は骨密度検査を受けましょう。骨密度検査は、4か月に一度なら保険で検査を受けられます。

夢章

骨の近未来医療を考える

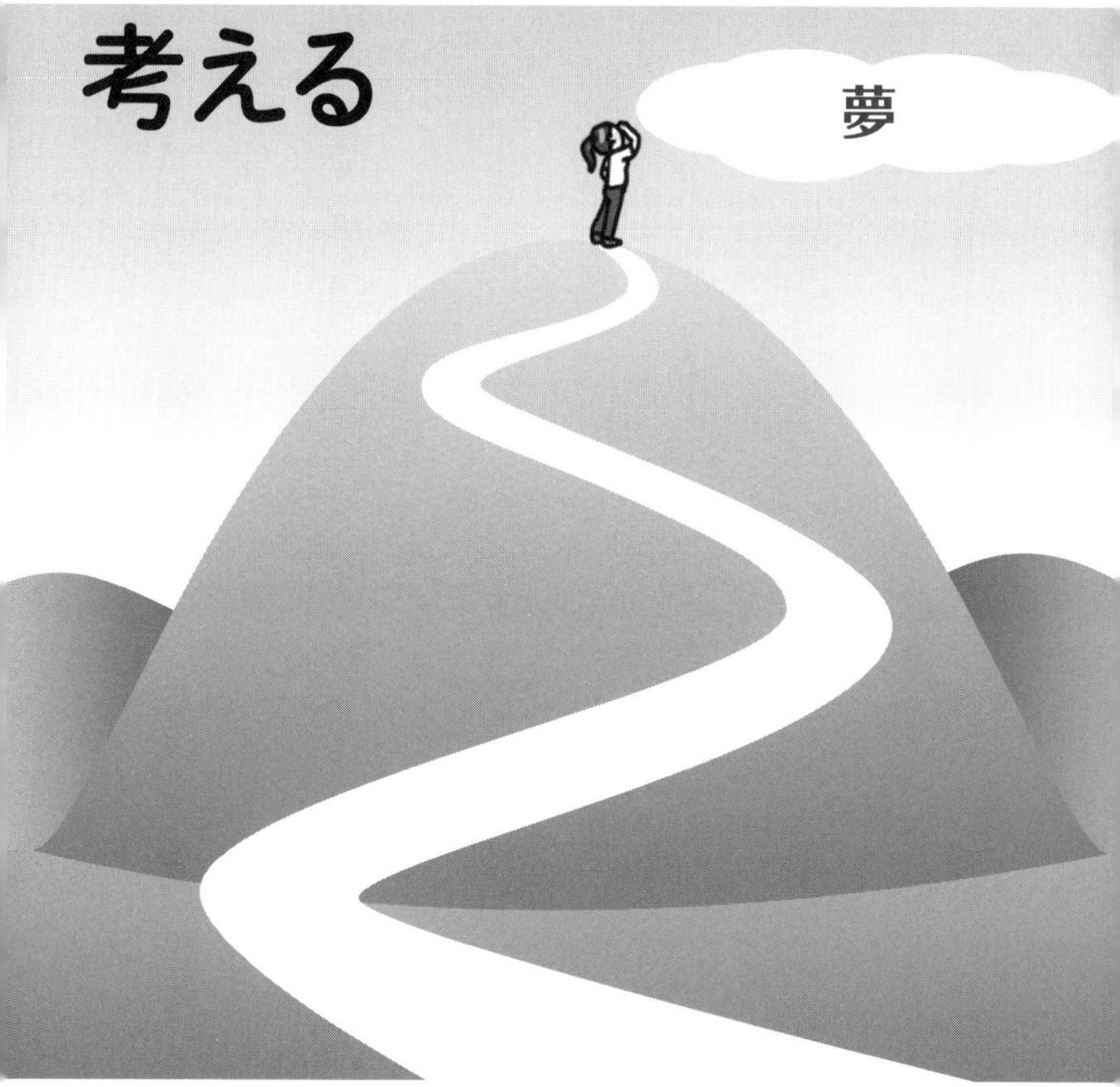

◉人体には**再生能力**が備わっている

これまで、毎日の食事や運動習慣で骨量（骨密度）を増やす方法をお話ししてきました。しかし、近い将来、医療による「骨の再生」が可能になるかもしれません。

私は、臨床医になる前は、大学で臓器移植や再生医療の研究に携わっていました。当時は、骨の再生医療についても研究していました。骨はほかの臓器に比べると、比較的再生しやすい臓器です。なぜなら、骨髄の中に骨髄幹細胞という、骨に分化される細胞があるからです。私たちは、この骨髄幹細胞からネズミの骨をつくることに成功しました。この研究についてはあとで詳しくお話しするとして、まずは再生医療がどんな医療なのか、説明したいと思います。

人間には、失った機能を自分の力で再生する能力があります。「トカゲのしっぽ切り」と言われるように、トカゲはしっぽを切られても、また同じところにしっぽが生えてきます。それと同じように、ヒトも失ってしまった機能や組織を、みずからの細胞の力で蘇らせることができるのです。

人間の体内には、2種類の細胞があります。一つは、皮膚、筋肉、血液、内臓などを構成している細胞で、これを「体細胞」と言います。体細胞は、一定期間細胞分裂をすると死んでしまい、新しい細胞と入れ替わります。

一方、これからさまざまな組織や臓器に変わっていく、未分化の細胞もあります。これを「幹細胞」と言います。幹細胞は体のいろいろな組織に存在しており、細胞が死んだり組織が損傷したときに、新しい細胞を供給する役目を持っています。この、さまざまな臓器や組織に変化することを、「分化」と言います。

私たちの体は60兆個（最近は37兆個という説もある）の細胞でできていますが、その始まりはたった一つの受精卵です。受精卵は分裂して胚になり、その胚にある細胞が、神経細胞や上皮細胞や筋細胞などに分化していき、脳や皮膚、筋肉などの臓器がつくられます。ですから、胚はすべてのものに分化できる万能幹細胞の塊とも言えるのです。

この、胚の細胞以外の、体内にあってこのような万能細胞となりうる幹細胞を体性幹細胞と言います。体性幹細胞には骨髄幹細胞、造血幹細胞、神経幹細胞、皮膚幹細胞などがありますが、胚の細胞と違って分化する細胞の種類は限られています。

この幹細胞を利用して、ケガや病気で損なわれた機能（組織）を再生するのが、再生医療です。すでに体性幹細胞を利用した再生医療が行われており、たとえば白血病や再生不良性貧血の治療で行われる骨髄移植は、ドナーから採取した骨髄液を患者に注射で注入し、骨髄液の中の造血幹細胞を移植する治療です。それによって、患者の体内で白血球や赤血球などの血球成分を増殖させ、病気の根本的な治癒につなげていこうとするものです。

◉いま注目を集めている再生医療とは

再生医療に使われる幹細胞には、もともとヒトの体の中に存在している体性幹細胞のほかに、ＥＳ細胞とｉＰＳ細胞があります。ＥＳ細胞は、胚から取り出した胚細胞を培養した細胞で、「胚性幹細胞」とも呼ばれています。ｉＰＳ細胞は、ご存じのように京都大学の山中伸弥教授が発見し、樹立した細胞で、ヒトの体細胞に遺伝子を導入して増殖した人工的な幹細胞です。

ＥＳ細胞とｉＰＳ細胞は、体性幹細胞と違い、さまざまな組織や臓器に分化できる多能性幹細胞です。ＥＳ細胞のほうが先に開発されましたが、ＥＳ細胞は、受精卵が胎児になる途中の胚の中にある細胞を利用するため、倫理的な問題がありました。

それに対してｉＰＳ細胞は、成熟した体細胞に四つの因子の遺伝子を入れて、人工的に未分化の状態にあと戻りさせた細胞です。比較的容易につくることができる上に、ＥＳ細胞と同等の多能性があり、かつ、倫理的な問題をクリアしているという、非常に優れた幹細胞です。このｉＰＳ細胞の登場で、再生医療の流れは一気にＥＳ細胞からｉＰＳ細胞に変わりました。

ｉＰＳ細胞は、２０１４年に世界で初めて、実際の患者さんへの臨床研究として網膜色素上皮細胞の移植手術が行われました。その後も、ｉＰＳ細胞から血小板を生み出す細胞をつくって血小板の血液製剤が量産できるようになったり、ｉＰＳ細胞からつくった心筋シートが心不全の治療に道を開いたり、最近では京都大学でパーキンソン病の治験計画が発表されるなど、研究が進んでいます。

ｉＰＳ細胞を使った研究は世界中で行われており、将来的には腎臓や心臓といった臓器を丸ごとつくることも可能ではないかと、大きな期待が寄せられているのです。一方で、ｉＰＳ細胞は万能細胞なので、意図しない細胞に分化したり、がん化するリスクもあります。したがって、これらの課題を解決するための研究も、同時に進められています。

◎私が岡山大学医学部時代に行った骨の再生医療

ここまで進んでいる再生医療ですが、私が岡山大学病院時代に研究していた頃はｉＰＳ細胞がまだ発見されておらず、体性幹細胞が再生医療の中心でした。体性幹細胞は人間の体にもともとある細胞なので、移植してもリスクが少なく、治療に応用しやすいというメリットがあります。そのため、医療への応用も進んでいました。

体性幹細胞は体内のいろいろな組織にありますが、骨髄には造血幹細胞と間葉系幹細胞があります。造血幹細胞は、赤血球や白血球、血小板などの血球成分をつくる幹細胞です。一方の間葉系幹細胞は、発生学で言う間葉系に属する細胞に分化する細胞で、骨細胞、軟骨細胞、腱細胞、心筋細胞、脂肪細胞などに分化します。

この間葉系幹細胞を用いれば、骨の再生医療に役立てることができます。

ところが、骨髄の中で幹細胞の比率は少ないので、人の骨髄から十分な量の間葉系幹細胞を集めるのは容易ではありません。

そこで私は、間葉系幹細胞を取り出して不死化し、大量に増殖したらどうかと考えました。骨や筋肉や脂肪細胞に分化できる機能を維持したまま、間葉系幹細胞を大量に増殖できれば、再生医療に応用しやすくなります。

この不死化というのが、私の技術でした。この研究からさかのぼること7年、1995年から3年間、私は米国ネブラスカ州立大学に留学し、細胞の不死化と細胞移植の研究をしていました。

間葉系幹細胞を骨の再生医療に役立てる

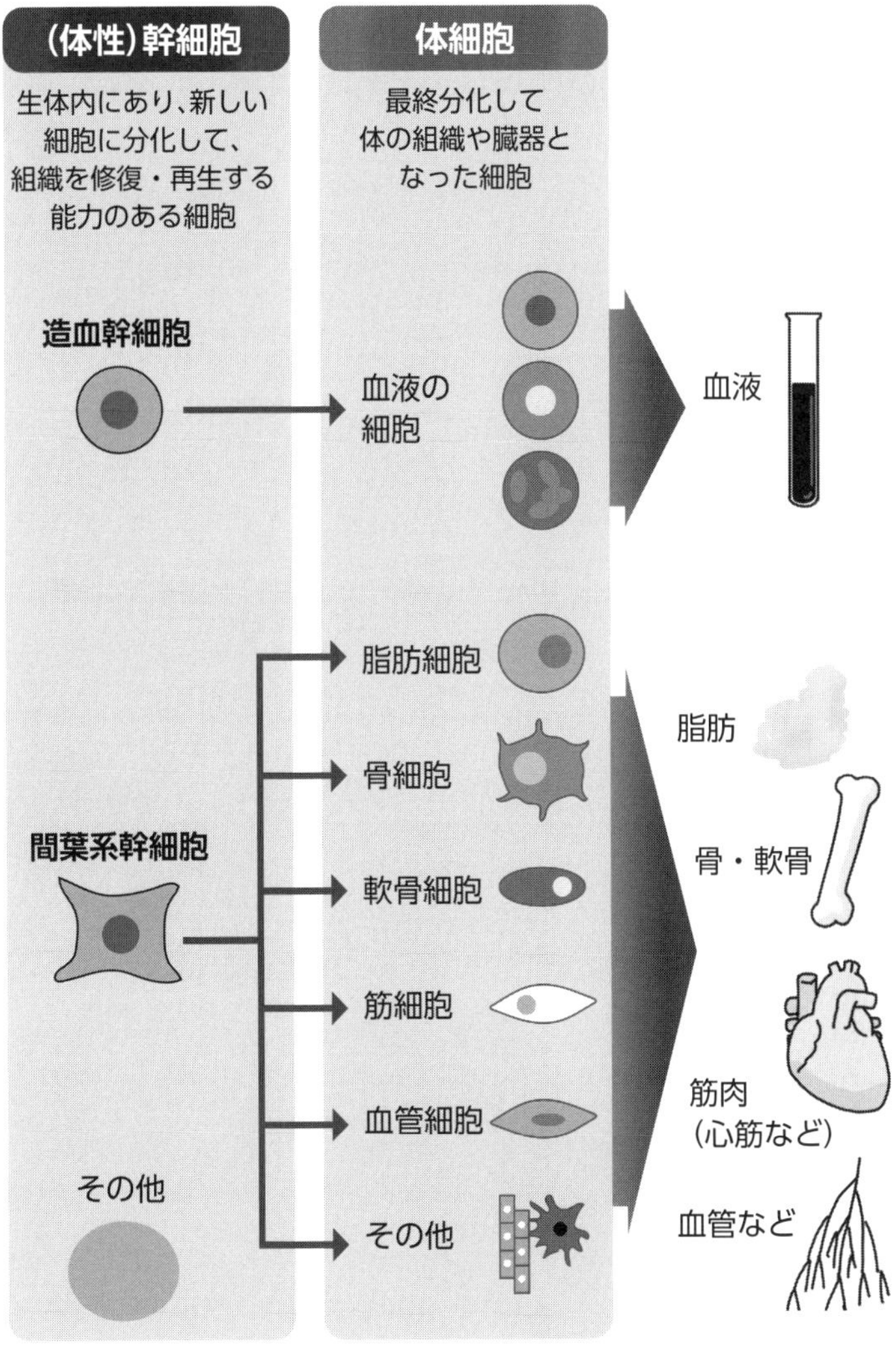

不死化細胞は、細胞に不死化遺伝子を入れてつくります。私のボス（米国では大学の研究チームの上司をそう呼んでいました）は、ヒトの体温が37℃になったら増殖が止まるという温度感受性のある不死化遺伝子を導入して不死化細胞をつくりました。しかし、ヒトの体温が常に37℃を維持できるとは限りません。細胞を体内に移植して、37℃の体温でいったん増殖が止まっても、寒いところに行って体温が下がったら、また増殖が始まります。そうなったら、大変なことになってしまいます。

そこで私が研究したのが、「可逆性不死化」細胞です。不死化細胞が細胞分裂して必要な数になったときに、不死化遺伝子を切り離して細胞分裂を止めるシステムを考えたのです。こうすれば、体温が何度になっても、一定のところで不死化細胞は増殖をやめて死んでいきます。

間葉系幹細胞は、試験管内の実験では、脂肪や骨や軟骨細胞に変わることが、米国の科学誌『サイエンス』に発表されていました。これをもし実際に生体内に移植したら、予期せぬがん化などの危険性があります。しかし可逆性不死化細胞なら途中で細胞分裂をやめますから、そのリスクを低減することができる可能性があります。

岡山大学の私たちのグループは、間葉系幹細胞を、分化する能力を持たせたまま不死化することに成功し、実際に骨まで分化し、骨の強度が保てていることを確認しました。さらにネズミに移植した実験では、見事に骨が再生されました。

この一連の研究論文は『Transplantation（日本語で「移植」の意味）』という、移植の領域で最も有名な雑誌に紹介されました。

ちなみに、この研究は、岡山大学医学部整形外科から私の研究室に来ていた中原啓行氏が中心になって行ってくれました。本研究で、彼は医学博士の称号を得ました。現在は、私と同じ岡山市の病院で整形外科の臨床医として活躍しています。先日も、リハビリ室の見学のために当院に来てくれました。

私自身、当院へ来る前に、本書を書くきっかけになった骨の再生医療の研究を行っていたというのは不思議なことですね。

人生に無駄な時間はないという証《あかし》かと思います。

◎骨再生医療の人への応用

骨髄の不死化間葉系幹細胞は、ネズミの実験では成功しましたが、ヒトへの移植となると、課題はたくさんあります。

いちばん大きな問題は、移植する幹細胞が本人のものではないので、拒絶反応が起きる危険性があることです。しかし、移植してしばらくは拒絶反応があるかもしれませんが、分化した骨細胞のまわりにいろいろな要素が集まって骨が再生される頃には、最初の移植した細胞が排除されて拒絶反応はおさまっている、という可能性もなくはありません。

いずれにしても、私たちの研究は臨床に行く前に終わってしまったので、これ以上の進展はないのですが、もし続けていれば、いろいろな可能性があったと思います。

たとえば、圧迫骨折したところに移植すれば、その部分の骨が再生されて痛みが速やかに取れ、脊椎が元の状態に戻る可能性があります。

細胞移植は、臓器移植のように血管や神経をつないだりする大変な手術をする必要がありません。点滴や注射で移植できるため、患者さんの侵襲が小さくてすみます。また、臓器の一部分だけが悪いような場合なら、丸ごと臓器を移植する必要はなく、細胞移植ですむ場合があります。

骨は、他の臓器に比べて再生されやすい臓器です。私は以前、インスリンの再生医療の研究もしましたが、インスリンは血糖値が上がったときにはそれに見合った量のインスリンが必要になり、食べ物のないときには少ない量のインスリンをつくらなければなりません。インスリン自体をつくるのはそれほどむずかしいわけではありませんが、血糖の状態に合わせてインスリンの量をコントロールするのが非常にむずかしいのです。いま、最も需要があるのに再生できないのは、そのためです。

骨は、それに比べると、単純な臓器です。骨として固まってくれればいいのです。ただし、どんどん骨をつくってしまって一個の骨が大きくなりすぎたりしたら困ります。それを制御するのが、可逆性不死化なのです。

この先、体性幹細胞による骨の再生医療の可能性はないかもしれませんが、iPS細胞でも同じことができます。iPS細胞は、あらゆる細胞に分化できる多能性幹細胞ですから、体を構成するすべての細胞になることができます。

実際、iPS細胞から骨細胞を誘導して、骨をつくった研究があります。岡山大学医学部整形外科から私の研究室にきていた林隆宏氏が中心になって行った研究です。ここで詳しく述べる余裕はありませんが、概要をご紹介しましょう。

iPS細胞を培養液の中で3週間培養したところ、本書でたびたび触れたオステオカルシンという骨の分化マーカーの発現が最高度となりました。そして、組織内に沈着したカルシウムを証明する染色を行ったところ、細胞内に赤く染まったカルシウム結節が多数認められました。

その鮮やかに赤く染まったカルシウムを見た瞬間、研究生一同の顔に驚きと喜びの表情が浮かびました。苦しいときもある研究ですが、こうした成果が出たときの喜びが研究の楽しみでもあります。3週間培養することでiPS細胞から骨細胞が誘導されたのです。

そして、免疫不全マウスの頭蓋骨に骨欠損をつくり、iPS細胞から我々が誘導した骨細胞を移植したところ、4週間後には、この骨欠損部がレントゲン撮影で確認できるほどの骨組織へと成長していました。

以上の研究成果は、細胞移植では世界で最も有名な雑誌である『Cell Transplantation』に2012年2月に発表されました。本研究で林氏は医学博士の称号を得ました。現在は、高知県で臨床の整形外科医師として活躍しています。とても懐かしい思い出です。

◉骨の遺伝子治療

近年、遺伝子診断が急速に進歩し、遺伝子治療も行われるようになりました。そこで、少しむずかしい話になりますが、遺伝子医療についても考えてみましょう。

私たちは両親から体質を受け継いでいます。よく、「がん家系」とか「糖尿病体質」という言葉を聞きますが、親ががんや糖尿病だったとしても、その子どもが同じ病気にかかるわけではありません。病気が発症するのは、親から受け継いだ体質だけでなく、その後の生活習慣や環境も大きく関わってきます。

特に生活習慣病は、長生きすることによって増える病気です。したがって長寿になれば、だれでもかかる可能性があります。実際、生活習慣病の発症に関わる遺伝子は、現在のところ多くは発見されていません。

本書のテーマの一つである骨粗鬆症は、生活習慣病であり、老人病でもあります。その骨粗鬆症で、１９９４年に初めて、発症関連遺伝子が発見されました。しかもその後の１年半の間に、立て続けに四つも関連遺伝子が発見されたのです。

これまでに発見された遺伝子は、一人の骨粗鬆症患者に重なって存在することはなく、患者はそれぞれ異なった骨粗鬆症の遺伝子を持っているケースが多いことがわかっています。つまりそれだけ、骨粗鬆症に関わる遺伝子は多様なのです。

骨粗鬆症の発症に遺伝子が関わっているとは思いませんでしたが、こうした遺伝子情報は、骨粗鬆症の発症を防ぐ上で重要な情報になります。

骨を支配している遺伝子は多岐にわたるので、いま発見されている遺伝子で骨粗鬆症について語れることは多くはありません。しかし今後、多くの関連遺伝子が発見される可能性があります。

そこで、現時点でわかっている遺伝子と骨粗鬆症のことを、わかる範囲で述べておきましょう。

◉カルシウムの吸収に関わる遺伝子の発見

1994年に、オーストラリアのモリソン（Morrison）によって世界で初めて発見された骨粗鬆症遺伝子は、ビタミンDの受容体に関わる遺伝子でした。

ビタミンDはすでにお話ししたとおり、腸からのカルシウムの吸収を高め、骨の石灰化を促進するビタミンです。口から摂取したビタミンDは、腎臓で活性型に合成されたのち、腸の上皮細胞や骨の細胞にある受容体と結合し、効果を発揮します。ビタミンDがいくらたくさん合成されても、それが結合できる十分な受容体がなければ、ビタミンDの効果は発揮されません。

これまで、血液中のビタミンD濃度は低くないのに、骨粗鬆症の原因にカルシウム不足が指摘されることが多々ありました。その確たる理由はわからないままでしたが、この遺伝子の発見によって、ビタミンDではなく受容体の遺伝子に問題があることがわかったのです。

遺伝子には、タンパク質の構造がすべて書き込まれています。その情報は「エクソン」という部分に書かれていますが、エクソンの前の部分には、「イントロン」と呼ばれる一見無意味に見える遺伝情報が並んでいます。モリソンは、このイントロン部分に個人差があり、その個人差が骨量と関係していることを見つけたのです。

イントロン部分は、ある種の酵素によって切断できる人とできない人がいます。モリソンは、ビタミンD受容体遺伝子のイントロン部分を特殊な酵素で切断しました。すると、①2本の対立遺伝子がともに切断されない人（BB）、②1本は切断されてもう1本は切断されない人（Bb）、③2本とも切断される人（bb）の三つのグループに分かれることがわかりました。

この三つのタイプの骨密度を調べると、①のタイプ（BB）が最も骨密度が低く、ついで②のタイプ（Bb）、③のタイプ（bb）の順に、骨密度が高くなることがわかったのです。

◉日本人は低カルシウムでも骨粗鬆症になりにくい!?

この発見についてはさまざまな議論がありましたが、その後、米国の研究者が興味深い研究を行って、モリソンの発見を実証しました。

閉経後の女性を三つのタイプに分けて、カルシウム制限食を与えたあとの腸からのカルシウム吸収能力を調べました。通常、カルシウムが少ない食事をしたあとは、逆に腸からのカルシウム吸収能力は高まります。

結果は、ＢＢタイプの人が3グループの中で最もカルシウムの吸収能力が劣っており、ｂｂタイプの半分以下でした。ところが、血中活性型ビタミンＤ濃度は、どのタイプでも上昇しており、ＢＢはｂｂより高いくらいでした。

このことからわかったのは、ＢＢタイプは血中ビタミンＤ濃度は十分あるのに、カルシウムを吸収できず、低カルシウム状態が長く続いて骨密度が低下するということです。

ちなみに日本人を含むアジア人はＢＢタイプが圧倒的に少ないのに、欧米人はＢＢタイプが多い傾向にあるそうです。アジア人はカルシウム摂取が少ない環境で生活する中で、低カルシウムの環境に強い体質を獲得し、そういう人たちがいまに生き残ったのではないかと推測されています。

このように、遺伝子の差異によってカルシウムの吸収率や骨量が違ってくるというのは、興味深い話です。

とは言え、このビタミンD受容体遺伝子で説明できる骨粗鬆症は、全体の1割にも満たないそうです。ほかにも多くの遺伝子が、骨粗鬆症や骨密度に関係していると思われるからです。

この先、骨粗鬆症遺伝子についてもっと研究が進み、骨粗鬆症との関連がクリアに解明されれば、それを標的にした遺伝子治療が行われるようになるかもしれません。

そういう時代が来るまでには、まだしばらく時間がかかりそうですが、間違いなく言えるのは、骨関係の疾患でも先進医療が研究され、確実に成果が現れていることです。

いまは地道な努力を続けて骨を健康に保ち、長生きを心がけましょう。そうすれば、再生医療や遺伝子治療で簡単に骨粗鬆症が治せる時代に、間に合うかもしれません。

もっとエンジョイできる
コツ骨貯金《コツちょきん》で人生《じんせい》100年時代《ねんじだい》

2019年 4月17日　初版第1刷

著　者――――――――――――小林直哉《こばやしなおや》
発行者――――――――――――坂本桂一
発行所――――――――――――現代書林
〒162-0053　東京都新宿区原町3-61　桂ビル
TEL／代表　03(3205)8384
振替00140-7-42905
http://www.gendaishorin.co.jp/

ブックデザイン＋DTP――――吉崎広明（ベルソグラフィック）
イラスト・図版―――――――村野千草

印刷・製本：㈱シナノパブリッシングプレス
乱丁・落丁本はお取り替えいたします。

定価はカバーに
表示してあります。

本書の無断複写は著作権法上での特例を除き禁じられています。購入者以外の第三者による本書のいかなる電子複製も一切認められておりません。

ISBN978-4-7745-1772-8 C0047